Monthly Book *Derma.*

編集企画にあたって…

JN115756

　白癬は皮膚科疾患のなかで重要な位置を占めます．日本皮膚科学会の統計によれば，皮膚科外来患者の 12％は白癬です．しかし，白癬を含む皮膚真菌症の診療に興味を持つ皮膚科医は少ないのではないでしょうか．乾癬やアトピー性皮膚炎，そして悪性黒色腫のように革命的な治療法が導入された分野に比べ，白癬の診療は地味な印象を受けます．

　今回は皮膚科医にもっと白癬に興味を持ってもらえるような企画を考えてみました．

　今年皮膚科へ入局された新人の先生方はまず，佐藤先生の論文を読んでみてください．白癬の診断に必要不可欠な鏡検が，初心者にもわかりやすく解説されています．

　皮膚真菌症の治療の際，原因真菌を知ることは重要です．しかし，真菌培養を習ったことがない皮膚科医も多いと思います．角谷先生の論文を読めば，特別な器具がなくても真菌培養ができることがわかります．角谷先生を見習って，培養にトライしてみましょう．検体を培養して菌が生えてくると純粋に楽しいものです．また，培養された真菌の同定には大田先生の論文が大変役立ちます．

　皮膚科医の実力が試される爪白癬，頭部白癬，トンスランス感染症は，それぞれご専門の福田先生，比留間先生，小川先生にお願いしました．これらの疾患を疑った場合の検査法，診断後の治療について詳しく記載されていますので，診断・治療マニュアルとして参照してください．

　これまで，白癬の原因となる皮膚糸状菌は抗真菌薬に耐性は示さないと考えられてきました．しかし，インドではテルビナフィン耐性の皮膚糸状菌が蔓延し大きな問題となっています．さらに，日本でもインドから移住したインド人からテルビナフィン耐性皮膚糸状菌が分離されています．本邦で初めて，この真菌を分離された加倉井先生にテルビナフィン耐性真菌の解説をお願いしました．

　白癬は再感染が極めて多い疾患です．足白癬患者から糸状菌が環境中へ散布され，環境中で生存していた糸状菌が健常部の足底に付着し，足白癬が発症します．このサイクルを科学的に証明した研究グループでご活躍されていた丸山先生に，研究の総括と研究結果に基づいた，白癬の予防について執筆して頂きました．足白癬の患者さんに再感染の予防法を指導する際，とても有用な論文です．

　最新の知識を知るため，白癬の感染免疫を常深教授に，白癬の遺伝子診断を望月名誉教授に執筆をお願いしました．真菌診療にも分子生物学が応用されていることがわかると思います．難しい内容が，とてもわかりやすく解説されています．是非，一読してみてください．

　今回の特集に掲載されている論文は素晴らしいものばかりで，この 1 冊で本当に白癬を究めることができるのではないかと，私は自負しております．本書によって，白癬に興味を持つ皮膚科医が増えることを願ってやみません．

2021 年 5 月

原田和俊

KEY WORDS INDEX

WRITERS FILE
ライターズファイル
（50 音順）

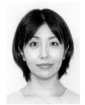

大田　美智
（おおた　みち）

2003年	金沢医科大学卒業
2004年	同大学初期臨床研修医
2006年	昭和大学皮膚科入局
2010年	同大学大学院修了 同大学皮膚科，助教（員外）
2017年	同，助教
2020年	同，非常勤臨床女性医師

加倉井真樹
（かくらい　まき）

1990年	山梨医科大学(現，山梨大学)卒業 自治医科大学皮膚科入局
1996年	同，助手
2002年	米国スタンフォード大学病理学教室留学
2004年	自治医科大学さいたま医療センター皮膚科，助手
2008年	加倉井皮膚科クリニック，院長 自治医科大学さいたま医療センター皮膚科，非常勤講師

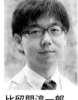

比留間淳一郎
（ひるま　じゅんいちろう）

2012年	山梨大学卒業
2014年	順天堂大学病院研修医終了 東京医科大学医学部大学院入学
2018年	同大学皮膚科，助教
2020年	同大学八王子医療センター皮膚科，助教

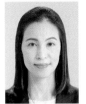

小川　祐美
（おがわ　ゆみ）

2000年	順天堂大学卒業 同大学皮膚科入局
2002年	東京臨海病院皮膚科
2005年	日本皮膚科学会認定皮膚科専門医
2008年	順天堂大学大学院修了 同大学皮膚科，准教授
2009年	日本医真菌学会認定医 真菌専門医
2012年	順天堂大学皮膚科，非常勤講師

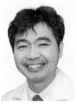

佐藤　友隆
（さとう　ともたか）

1996年	鹿児島大学卒業 慶應義塾大学皮膚科学教室，研修医
1998年	静岡市立清水病院皮膚科
2000年	国立霞ヶ浦病院皮膚科
2002年	帝京大学市原病院皮膚科
2005年	慶應義塾大学皮膚科，助手
2007年	同大学医学部，特別研究助教
2008年	国立病院機構東京医療センター皮膚科，医長
2015年	北里大学北里研究所病院皮膚科，部長
2018年	帝京大学ちば総合医療センター皮膚科，准教授
2020年	同，教授

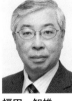

福田　知雄
（ふくだ　ともお）

1987年	慶應義塾大学卒業 同大学皮膚科入局
1989年	国立東京第二病院皮膚科
1991年	慶應義塾大学皮膚科，助手
1994年	杏林大学皮膚科，助手
2004年	同，学内講師
2015年	東京医療センター皮膚科，医長
2016年	埼玉医科大学総合医療センター皮膚科，教授

角谷　廣幸
（かくたに　ひろゆき）

1981年	聖マリアンナ医科大学卒業 秋田大学皮膚科入局
1986年	同大学大学院修了 市立秋田総合病院皮膚科，科長
1987年	山形県酒田市に開業：あいおい皮膚科クリニック，院長

常深祐一郎
（つねみ　ゆういちろう）

1999年	東京大学卒業 同大学医学部附属病院皮膚科，研修医
2000年	国立国際医療センター皮膚科，研修医
2005年	東京大学大学院医学系研究科修了 同大学皮膚科，医員
2006年	同，助手
2008年	同，助教(名称変更)
2010年	東京女子医科大学皮膚科，講師
2014年	同，准教授
2019年	埼玉医科大学皮膚科，教授

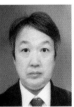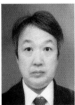

丸山　隆児
（まるやま　りゅうじ）

1988年	東京医科歯科大学卒業 同大学皮膚科入局
1992年	同大学皮膚科，助手
1995年	土浦共同病院皮膚科，科長
1998年	中野総合病院皮膚科，部長
2006年	まるやま皮膚科クリニック，院長

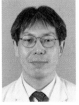

原田　和俊
（はらだ　かずとし）

1994年	山梨医科大学卒業 同大学皮膚科入局
2001年	山梨医科大学大学院修了
2002年	米国スタンフォード大学皮膚科留学
2005年	山梨大学皮膚科，助手
2007年	同，講師
2014年	東京医科大学皮膚科，准教授
2020年	同，主任教授

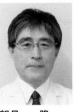

望月　隆
（もちづき　たかし）

1981年	弘前大学卒業 滋賀医科大学皮膚科入局
1986年	同大学大学院修了 同大学病院皮膚科，助手
1991～93年	米国 Texas 大学 Austi 校植物学科留学（文部省在外研究員），California 大学 Riverside 校植物病理学科留学(客員准教授)
1997年	金沢医科大学皮膚科，助教授
2005年	同，教授
2021年	同，名誉教授

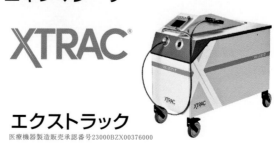

白癬を究める

◆編集企画／東京医科大学教授　原田　和俊　　◆編集主幹／照井　正　大山　学

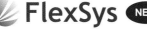
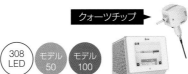
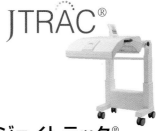

足爪治療マスターBOOK

好評

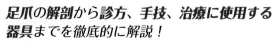

編集
高山かおる 埼玉県済生会川口総合病院皮膚科 主任部長
齋藤　昌孝 慶應義塾大学医学部皮膚科 専任講師
山口　健一 爪と皮膚の診療所 形成外科・皮膚科 院長

2020年12月発行　B5判　オールカラー
232頁　定価6,600円（本体6,000円＋税）

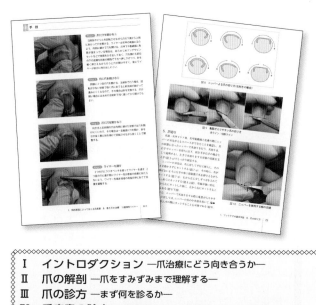

足爪の解剖から診方、手技、治療に使用する器具までを徹底的に解説！

種類の多い巻き爪・陥入爪治療の手技は、巻き爪：8手技、陥入爪：7手技をStep by Stepのコマ送り形式で詳細に解説しました。

3名の編者が語り尽くした足爪座談会と、「肥厚爪の削り方」の手技の解説動画も収録！

初学者・熟練者問わず、医師、看護師、介護職、セラピスト、ネイリストなど、フットケアにかかわるすべての方に役立つ1冊です！

全日本病院出版会　〒113-0033 東京都文京区本郷 3-16-4　Tel:03-5689-5989
www.zenniti.com　Fax:03-5689-8030

MB Derma, **310**：1-6, 2021.

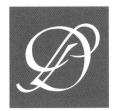

◆特集／白癬を究める

白癬を引き起こす糸状菌

大田美智*　　北見由季**

Key words：皮膚糸状菌(dermatophyte)，ヒト好性菌(anthropophilic dermatophyte)，動物好性菌(zoophilic dermatophyte)，土壌好性菌(geophilic dermatophyte)，培養検査(culture)，スライド培養(slide culture)

Abstract　白癬は皮膚糸状菌による皮膚，毛，爪への感染症であり，臨床で遭遇する頻度の高い疾患である．皮膚糸状菌は主な宿主によりヒト好性菌，動物好性菌，土壌好性菌に分類され，感染部位や臨床症状，生活環境により感染源をある程度推測することが可能である．

近年，分子生物学的検査による原因菌種の同定を行えるようになっているが，特定の施設に限られているのが現状である．日常で遭遇する菌種の同定を自施設で行えるようになれば，迅速な診断，治療，予防に結び付けることが可能となり得る．

本稿では主な皮膚糸状菌を列挙し，それぞれの特徴や真菌培養所見を述べた．

はじめに

皮膚糸状菌(dermatophyte)はケラチンを栄養源とする真菌であり，病変部は主に皮膚の角層，毛，爪である．3つのアナモルフ(無性世代)属である白癬菌 *Trichophyton* 属，小胞子菌 *Microsporum* 属，表皮菌 *Epidermophyton* 属のいずれかに分類される40種あまりの菌種からなり，我が国で分離されるのは10種ほどである．また宿主親和性と一次的生息部位に基づいて，ヒト好性菌(anthropophilic dermatophyte)，動物好性菌(zoophilic dermatophyte)，土壌好性菌(geophilic dermatophyte)の3つのカテゴリーに分類される(表1)．

ヒト好性菌はヒトが主要な菌保有源であり，感染したヒトとの密接な接触もしくは足拭きマット[1]，ブラシ，衣服などの共有から間接的に感染

する．動物好性菌のヒトへの感染は，直接あるいは動物と接することにより起こる．

土壌好性菌は土壌中に生息し，汚染された庭園や公園などの土から外傷の傷口を介してヒトへ感染する．

以上のことから，皮疹の部位，生活環境などから白癬の原因菌種を想定することも可能である．最近ではリボソーム RNA 遺伝子の特定領域(ITS-1)の塩基配列に基づく同定も行われるが，従来，顕微鏡的形態や特徴により鑑別・同定されてきた．代表的な糸状菌の特徴や培養所見について以下にまとめた．

Trichophyton rubrum(図1〜3)

1．特　徴

足白癬の原因菌種は *T. rubrum* が8割，*T. interdigitale*(*Trichophyton mentagrophytes* var. *interdigitale*)が2割程度といわれてきたが[2]，2016年の金沢医科大学病院の外来患者における疫学調査[3]，同年の日本医真菌学会による全国11施設，

* Michi OTA，〒142-8666 東京都品川区旗の台1-5-8　昭和大学医学部皮膚科学講座
** Yuki KITAMI，同，客員教授

表 1. 白癬菌の宿主からみた分類

ヒト好性菌	動物好性菌	土壌好性菌
● *Trichophyton*（*T.*）*rubrum* ● *T. Interdigitale* 　（*T. mentagrophytes*） ● *T. tonsurans* ● *T. violaceum* ● *Epidermophyton floccosum*	● *Microsporum canis* ● *T. verrucosum* ● *Arthroderma vanbreuseghemii* ● *T. benhamiae* 　（*Arthroderma benhamiae*）	● *Nannizzia gypsea* 　（*Microsporum gypseum*）

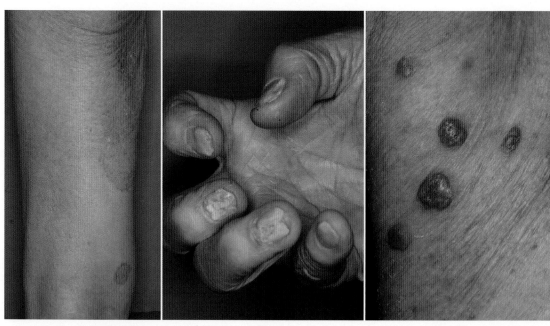

a．左大腿の体部白癬　　　　　　　　　b．右手爪白癬　　　　　　　　　c．左大腿内側の白癬性肉芽腫

図 1. *T. rubrum*. 70 歳代，男性

関節リウマチに対し PSL，シクロスポリンを内服中．体部白癬を自覚していたが放置していた．

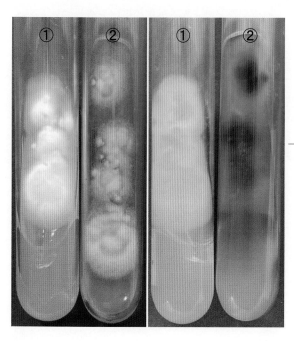

図 2.

T. rubrum の培養所見

①：サブローブドウ糖寒天培地．白色絨毛状の
　　コロニー

②：ポテトデキストロース寒天培地．灰白色の
　　絨毛状コロニー，裏面は赤橙色

6,776 例のヒト真菌症患者における疫学調査[4]では，ほぼ同数であったと報告されている．体部白癬や爪白癬の原因菌種として報告されることも多い．

2．培養所見

発育速度は中等度で，表面は白色，黄白色，紅色を呈し，性状は粉末状，絨毛状，綿毛状と様々である．中心部は盛り上がり，放射状の皺壁など

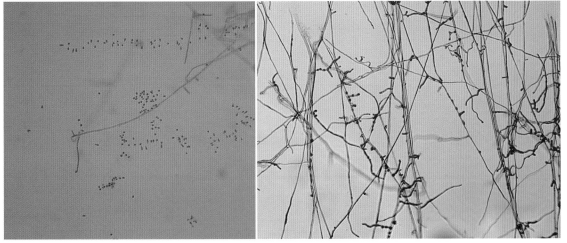

図 3. *T. rubrum* のスライド培養
棍棒状の大分生子と菌糸に沿うゴマ粒状の小分生子

を形成する．裏面は紅色の色素が培地内に拡散していることが多いが，通常のサブローブドウ糖寒天培地で色素産生のみられない株もある．この場合はポテトデキストロース寒天培地で色素産生の確認を行うとよい．

3. スライド培養所見

　絨毛状のコロニーを形成する場合は大分生子をほとんど認めず，小分生子が産生される．粉末状のコロニーを形成する場合は，大分生子・小分生子ともに多くみられる．大分生子は腸詰状や棍棒状で菌糸の先端から生じている．小分生子は棍棒状，ゴマ粒状，洋梨状で菌糸側に並ぶ．

Trichophyton interdigitale（図 4）
（*T. mentagrophytes* var. *interdigitale*）

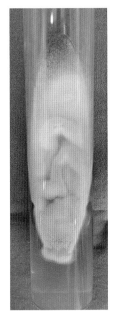

図 4. ▶
T. interdigitale のサブローブドウ糖寒天培地
中央は折り重なっているが，辺縁では黄白色で粉末状の集落を認める．

1. 特　徴

　足白癬，爪白癬の原因菌種として同定されることが多い．特に爪白癬の表在性白色爪真菌症（SWO）型では主要菌種である[3]．*Trichophyton interdigitale* は湿度と相関する特徴があるとされ，高温多湿の夏季に患者が増加する．以前は無性世代で好人性の *Trichophyton mentagrophytes*（*Trichophyton mentagrophytes* var. *interdigitale*）と呼ばれたが，de Hoog らの分子生物学的検討から再分類され，*T. interdigitale* に名称が変わっている[5]．

2. 培養所見

　発育は比較的早く，平坦な黄白色，粉末状のコ

ロニーを形成する．裏面は褐色を呈する．

3. スライド培養所見

　棍棒状の大分生子と円形の小分生子，らせん体・結節器官がみられることが特徴である．

Trichophyton tonsurans（図 5〜7）

1. 特　徴

　格闘技選手間やその家族間で感染することが多い．擦れる顔や首，上半身に認める体部白癬と，頭部白癬を引き起こす．半年以上無治療でいると毛孔内に侵入し，保菌者，無症候性キャリアとな

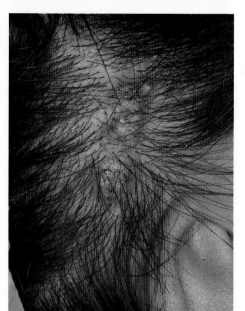

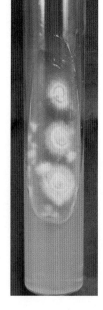

◀図 5.
T. tonsurans. 10 歳代，男子
右側頭部のケルスス禿瘡．比較的境界明瞭な，
うずら卵大の紅斑内に膿と脱毛を認めた．

図 6. ▶
T. tonsurans のサブローブドウ糖寒天培地
表面は淡褐色調で中央が隆起し，その周辺は
白色粉末状の集落

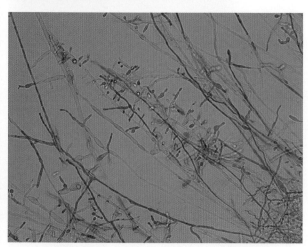

図 7. T. tonsurans のスライド培養所見
多数のゴマ粒状，マッチ棒状の小分生子がみられた．

る．小川の報告では，格闘技選手間では 6～10%
程度の頭部の保菌者が存在し，その 80% 以上が無
症候性キャリアであると示している[6]．

2．培養所見

発育は T. interdigitale と同程度の速度で早い．
表面は白色～淡褐色，中央が小結節状でビロード
状，粉末状，絨毛状など様々な形態を呈する．

3．スライド培養

ゴマ粒状から棍棒状の小分生子が菌糸に沿って
並ぶ．大分生子はほとんどみられない．厚膜胞子
は T. tonsurans に特徴的といわれる．

Trichophyton violaceum

1．特　徴

分離率は少ないが頭部白癬，体部白癬の原因菌
となる．Trichophyton tonsurans と同様に毛内菌
である．炎症症状が乏しい頭部白癬を呈するため
保菌者となりやすく，家族間などで感染すること
がある．

2．培養所見

コロニーの発育は極めて遅く，はじめは湿潤
性，クリーム色の小隆起を形成し，次第にピンク
色から紫色へと変わる．

3．スライド培養

大分生子，小分生子ともに少ない．細い分岐性
菌糸と大きな厚膜胞子がみられる．

Microsporum canis（図 8～10）

1．特　徴

ネコやイヌなどのペットを介して感染し，家族
内発症を認めることが多い．頭部白癬や体部白癬
の原因菌として知られる．ヒトの体部に感染する
と強い炎症反応を引き起こすことが多く，毛髪に
感染するとケルスス禿瘡を引き起こす．

2．培養所見

発育は早く黄白～淡黄色の平坦なビロード状のコ
ロニーを形成する．培養初期は放射状に伸びていく．

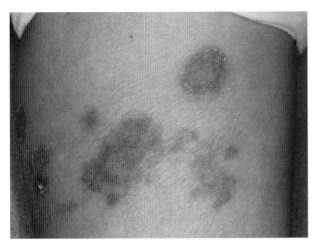

図 8. *M. canis.* 20 歳代，女性
右上腕に比較的小型で周辺に鱗屑を付す暗紅色斑が
多発していた．

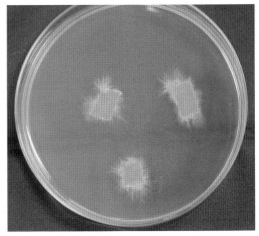

図 9. *M. canis* のサブローブドウ糖寒天培地
セロハンテープで病変より検体を採取して培養．
淡黄色で短絨毛状の集落

3．スライド培養

大型の紡錘状の大分生子が特徴である．8〜12
個の隔壁を持つ．表面は棘状の厚い壁で覆われ，
両端は尖っている．小分生子は小型の棍棒状だが
数が少ない．

Trichophyton verrucosum

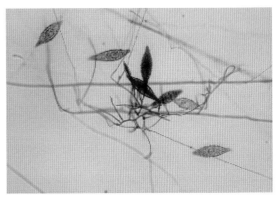

図 10. *M. canis* のスライド培養所見
大型で紡錘形の大分生子を認めた．両端は尖っている．

1．特 徴

ウシに寄生しており酪農家にみられることが多
い．頭部白癬，体部白癬を認める．体部白癬では
強い炎症反応を引き起こす．

2．培養所見

発育は極めて遅い．コロニーは，はじめ小さく
積み重なるように大きくなる．表面は平滑で堅
く，なめし革様の外観を呈する．菌株により高く
積み重なり，しわの多いコロニーをつくる．

3．スライド培養

大分生子は稀にしかみられない．小分生子は小
型の卵円形ないし洋梨状である．チアミン強化培
地上では先端が丸い棍棒状ないし紡錘形の大分生
子を認め，多数の洋梨状，棍棒状の小分生子を認
めることができる．

Trichophyton benhamiae
（*Arthroderma benhamiae*）

1．特 徴

Trichophyton mentagrophytes の有性世代とさ

れ，*Arthroderma benhamiae* と呼ばれていた．
ペット（ウサギ[7]，モルモット[8]など）からヒトへ感
染する．顔面や手掌に皮疹がみられることが多
く，一般的に炎症が強い．幼小児ではケルスス禿
瘡になる例が知られている[7]．

培養所見，スライド培養の所見は *T. interdigi-
tale* に準ずる．

Nannizzia gypsea
（*Microsporum gypseum*）

1．特 徴

以前は *Microsporum gypseum* といわれていた
が，2017 年に新分類が提案され *Nannizzia gypsea*
に分類された[9]．体部白癬を引き起こすことがあ
るが比較的稀である．土壌好性菌であり露出部に

皮疹がみられることが多い.

2．培養所見

発育は早い．はじめは綿毛状だが，すぐに黄褐色の平坦な粉末状となる.

3．スライド培養

舟状，紡錘形で4〜6個の隔壁を持つ大分生子が特徴である．外壁の厚さは中等度で *M. canis* と比較すると両端は丸い．小分生子は数が少なく，小型の棍棒状で菌糸側壁から直接的に生じるか短い柄の上に単生する.

Epidermophyton floccosum

1．特　徴

近年ではほとんど分離されなくなったといわれていたが，高橋の報告では再興している可能性を示唆している[10]．ヒト好性菌であるため炎症症状は弱く，環状紅斑や中心治癒傾向を呈さないことが多い.

2．培養所見

比較的発育が遅く，表面はビロード状で緑黄褐色を呈する.

3．スライド培養

丸みを帯びた棍棒状または楕円形の大分生子がみられるが，小分生子はほとんどみられない.

おわりに

原因菌から感染源，感染経路の特定を行うことも可能であり，比較的簡便な培養検査は重要な検査である．分子生物学的検査での同定のみに頼るのではなく，自身で培養検査を行い考察してみることを，強くお勧めする.

文　献

1) 丸山隆児，福山国太郎，加藤卓朗ほか：白癬の感染予防. *Med Mycol J*, **44**(4)：265-268，2003.
2) 西本勝太郎：【水虫(足白癬)】足・爪白癬の疫学. 医学と薬学，**74**：669-673，2017.
3) 野村史絵，二ッ谷剛俊，望月　隆ほか：金沢医科大学病院における 2016 年の皮膚真菌症の疫学調査. 皮膚臨床，**61**(11)：1643-1649，2019.
4) Shimoyama H, Sei Y：2016 Epidemiological Survey of Dermatomycoses in Japan. *Med Mycol J*, **60**：75-82, 2019.
5) de Hoog GS, Dukik K, Monod M, et al：Toward a Novel Multilocus Phylogenetic Taxonomy for the Dermatophytes. *Mycopathologia*, **182**(1-2)：5-31, 2017.
6) 小川祐美：*Trichophyton tonsurans* 感染症の現状と対策. *Med Mycol J*, **53**：179-183, 2012.
7) 山口由衣，佐々木哲雄，加納　塁：ペットのウサギが感染源と思われる *Trichopyton mentagrophytes* による眼瞼部白癬の1例. 西日皮膚，**66**(1)：34-36，2004.
8) 北見由季，香川三郎，飯島正文：顔面に生じた *Arthroderma benhamiae* による体部白癬の1例. 臨皮，**63**：779-782，2009.
9) 加納　塁：皮膚糸状菌の新分類について―国内における動物の皮膚糸状菌に関して―New Clasification of Dermatophytes. 獣医臨床，**24**(1)：9-12，2018.
10) 高橋容子：*Epidermophyton floccosum*. *J Visual Dermatol*, **5**：331，2006.

MB Derma, 310：7-15, 2021.

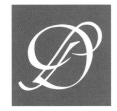

◆特集／白癬を究める
白癬診療における直接鏡検

佐藤友隆*

Key words：KOH 直接鏡検(KOH direct microscopic examination)，トリコフィトン ルブルム (*Trichophyton rubrum*)，トリコフィトン トンスランス(*Trichophyton tonsurans*)，トリコフィトン インテルジギターレ(*Trichophyton interdigitale*)，白癬菌塊(dermatophytoma)

Abstract 白癬の診断においてKOH直接鏡検は必須である．手技そのものは単純であり，要点は ① 採取部位と ② 鏡検所見の判断である．検体は十分量を採取するのが基本であるが，みたことのないものを探すのは困難であり，初学者は典型的な真菌要素をみつけやすい足白癬，体部白癬における所見を理解し，白癬菌と類似し，偽陽性となりやすい菌様モザイクや靴下の繊維，結合組織の弾性線維，油滴や空胞，カンジダ，癜風などを把握しておく必要がある．そのうえで爪および毛における所見を理解するとわかりやすい．白癬診療においては診断だけでなく，治療経過観察においても積極的に鏡検することで患者満足度が向上し，治療効果も上がると考える．正しい診断とアドヒアランス向上に役立つ鏡検を心がけたい．

はじめに―歴史的背景―

1986年の病原真菌同定の指針(文部省総合研究・真菌班編)[1]の序文で研究代表者の奥平正彦先生は，我が国の医真菌学研究を振り返ると東京大学皮膚科の土肥慶蔵，太田正雄両教授によって基礎が作られ，その研究は主として皮膚科領域の研究者によって行われてきたと記載されている．このテキストにおいて当時の検査の基本がまとめられており，現在においても十分役立つ内容が多い．Direct microscopic examination(直接鏡検)については，直接塗抹標本にみられる菌要素を形態学的特徴からある程度の類推が可能であり，目的に応じて無染色標本，染色標本，墨汁標本を作製する．また臨床材料中の真菌要素は極めて少ないのが通例で，鏡検に際してはコンデンサーを下げて比較的暗視野で観察するとともに真菌要素をみつけ出すという心構えを持つことが肝要である

* Tomotaka SATO, 〒299-0111 市原市姉崎 3426-3 帝京大学ちば総合医療センター皮膚科，教授

と記載されている[1]．皮膚では検体量が比較的多いものの，この心構えは非常に重要である．白癬菌はケラチン好性でケラチンの分解能力のある真菌である．そのために皮膚と爪，毛髪，髭などに感染する．爪白癬では特に爪甲鉤彎症などと臨床的に鑑別が難しいために，正確な診断には鏡検は必須である[2]~[8]．今回は図を中心にまとめる．

皮膚におけるKOH直接鏡検所見

皮膚における検体採取部位は病変の境界や辺縁部が原則である．足白癬は趾間型，小水疱型，角化型に分類されるが，趾間型は浸軟，びらん部を避けて，一見正常にみえる角層から採取する．浸軟，白色膨化をきたした角層には菌は少ない．辺縁部の鱗屑も採取する．小水疱，膿疱の疱膜が適するのでピルツ鑷子でむしり取るか，小剪刀で切り取る．角化型は角質を採取する[2]．まずは100倍で観察(図1-a)する．カバーガラスを被せたときに生じる空胞は，十分に温めると辺縁へとスライドして消失していく[2]．200倍でコンデンサーを上げて，菌糸の分節を確認(図1-b)する．体部白癬

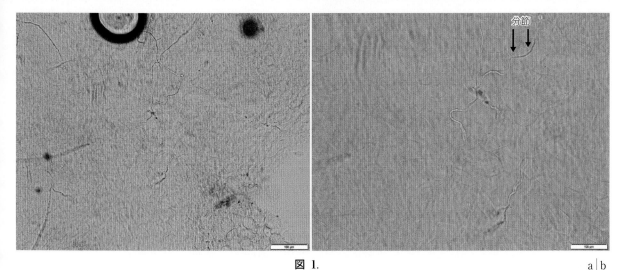

図 1.

a｜b

a：コンデンサーを下げて観察した角化型足白癬踵部の 100 倍像（左上部に空泡）
b：コンデンサーを上げて観察した 200 倍像．菌糸の分節を確認する．

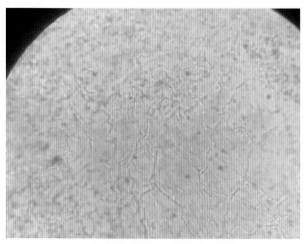

図 2. 足趾間型足白癬の KOH 直接鏡検所見
分節型分生子や分節胞子と呼ばれる．

では環状紅斑の辺縁の鱗屑を採取する．小児など
で恐怖心が強いときや病棟往診で採取が必要なと
きには，セロテープや両面テープを用いる採取法
も有用である．趾間では分節のはっきりした所見
が得られることが多い（図 2）．白癬と紛らわしい
所見を表 1 に示す．まず菌様モザイク（図 3-a, b）
は，一見菌糸にみえるが，格子様が特徴で，時間
が経過すると消失することも多い．靴下の繊維も
毛や菌糸と見間違えることがある．足底の菌糸と
褐色靴下の繊維を示す（図 3-c）．深く採取しすぎ
ると真皮の弾性線維（図 3-d）を採取してしまい，
糸状菌と紛らわしい．周囲やカバーガラスに

表 1. 白癬と鑑別すべき構造物

所　見	原　因	特　徴
菌様モザイク	角質間細胞物質	格子様で格子を貫く菌糸がない
結合組織内の弾性線維	真皮成分の採取	隔壁がなく，分枝もない
靴下の繊維	採取時にコンタミ	有色で不規則，太さの違いと隔壁（−）
血液成分空泡，油滴	出血，カバーガラスをのせるときのコンタミ	有色，大小不同，無数に存在分節型分生子との鑑別に注意
カンジダ	間擦疹や趾間びらん症が臨床的に白癬に類似するため	分節が少ない（偽菌糸）ブドウの房様の酵母集団，出芽像
薬剤結晶	外用剤の影響	直線的結晶
KOH の結晶	KOH がカバーガラスに付着乾燥	針状の結晶

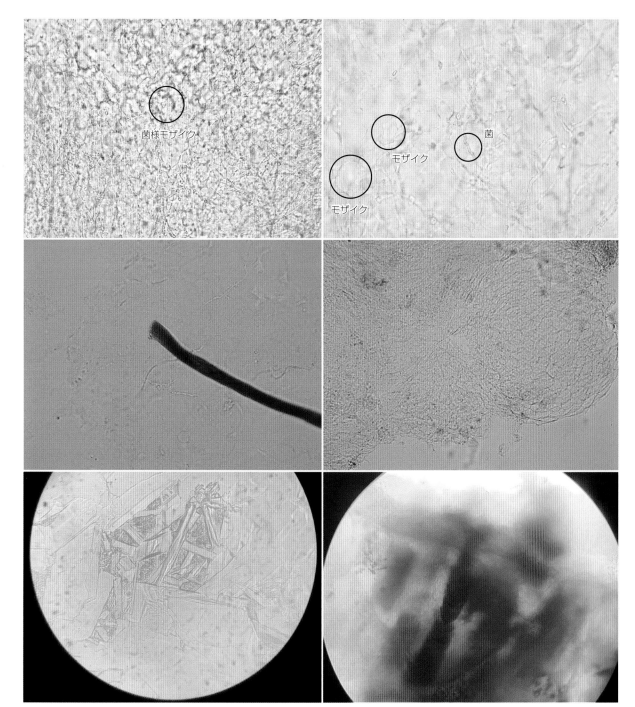

図 3.

a：爪で認めた菌糸と菌様モザイクと空泡
b：菌糸と菌様モザイク拡大像
c：褐色の線維と菌糸
d：真皮の弾性線維
e：KOH結晶．カバーガラスの表面や周囲に付着することが多く，紛らわしい．
f：出血像．赤く集塊を形成することがある．

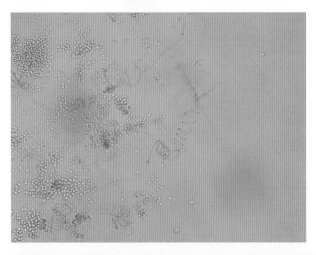

図 4.
スライド培養での *T. interdigitale* の螺旋体

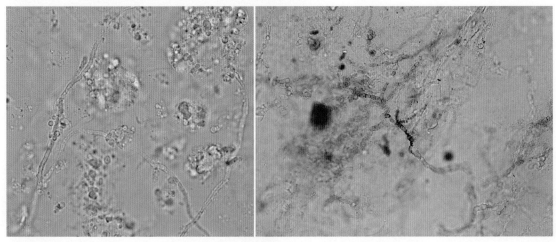

図 5.   a｜b
a：*Candida albicans* のブドウの房様酵母集団
b：黒色真菌

KOH 液が付着すると，図 3-e のような結晶として観察される．

　出血(図 3-f)もよくみかける所見であり，二次的に白癬が付くリスクも高い．よく耳にする螺旋体はスライド培養で認める所見で，図 4 はスライド培養のラクトフェノールコットンブルー染色標本である．皮膚では螺旋体様の所見を認めることもあるが，螺旋体ほど完成されたものは認めない．直接鏡検所見とスライド培養所見を混同しないように注意する．カンジダはブドウの房状の酵母集団と出芽胞子，偽菌糸である(図 5-a)．菌糸が褐色であれば白癬菌ではない．黒色真菌である(図 5-b)．

毛髪，眉毛や髭における所見

　毛髪では毛内，毛外を決定する必要があるので，KOH で毛髪が破壊されすぎないように基本的に加温しない．病毛，痂皮などを採取し，毛幹への侵入の有無を判断する．頭部白癬においては毛髪に入るかどうかの所見からある程度の菌種の予測ができるため，鏡検所見は重要である[9]．毛髪所見を表 2 にまとめる．*Microsporum canis* においては毛外性寄生である(図 6)．*Trichophyton rubrum* は毛外性が多く(図 7)，毛内性では *Trichophyton tonsurans* が大切である(図 8)．無症候性キャリアもあり，ブラシ培養が重要であるが，ダーモスコピーで観察すると black dots を認

表 2. 主な毛髪所見

所　見	原因菌	特　徴
毛内性寄生	*Trichophyton tonsurans*	無症状キャリアーもあり，格闘技 毛内性，black dots
毛外および 毛内性寄生	*Trichophyton rubrum*	高齢者，外用ステロイドなどの影響 毛内も毛外もあり得る．
毛外性寄生	*Trichophyton mentagrophytes* (*Arthroderma vanbreuseghemii*) (*Arthroderma benhamiae*)	げっ歯類，ヨツユビハリネズミ， デグーなどの動物と接触
毛外性寄生	*Microsporum canis*	小児，猫との接触 ウッド灯陽性
毛外性寄生	*Nannizzia gypsea* (*Microsporum gypseum*)	土壌由来菌，土壌と接触

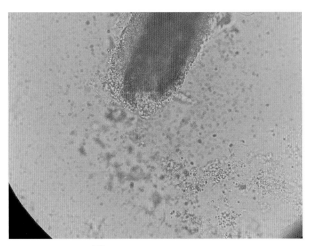

図 6. *Microsporum canis*
毛外性寄生

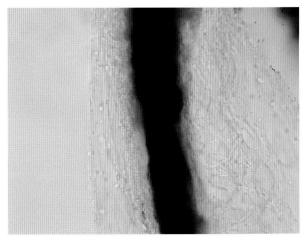

図 7. *T. rubrum*
毛外性寄生

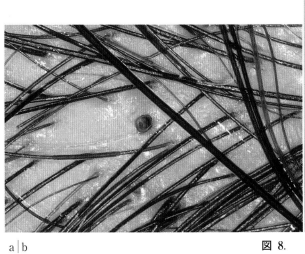

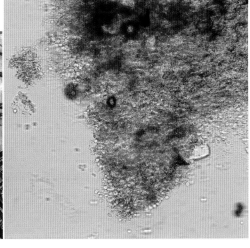

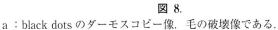

図 8.
a：black dots のダーモスコピー像．毛の破壊像である．
b：black dots を採取して直接鏡検した *T. tonsrans* の毛内性寄生所見

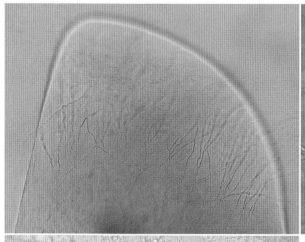
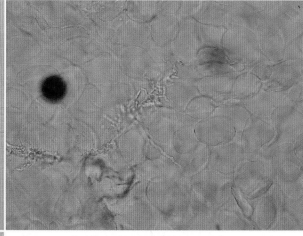
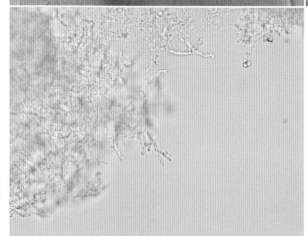

図 9.

a：*T. rubrum* 爪白癬所見
b：*T. rubrum* 爪白癬所見と周囲の菌様モザイク
c：*T. interdigitale* 爪白癬所見

める（図8-a）．black dots を採取して観察すると毛内性であることがはっきりする（図8-b）．

爪における所見

　DLSO（遠位側縁爪甲下爪真菌症）においては爪甲下のなるべく近位より，十分に爪を細かく破壊して KOH で処理する．爪白癬の原因菌は *T. rubrum*（図9-a，b），*T. interdigitale*（図9-c）であるが，直接鏡検における違いはない．臨床的には楔型に多い dermatophytoma の存在（図10）[10]〜[14]や，SWO（表在性白色爪真菌症における分節型分生子（分節胞子）（図11）などを知っていると陽性所見を探しやすい．爪の所見は皮膚と同じで菌糸と分節型分生子である．球形でやや大型の厚膜分

生子状にみえるものも存在する．

治療後の爪における鏡検所見

　抗真菌薬での治療後においては，菌糸が細く分節がわかりづらい例がある．基本的に治療の効果が反映されており，典型例と異なる点を意識して鏡検する必要がある．イトラコナゾール内服治療後の爪白癬においては，KOH 直接鏡検所見では，菌糸の断裂像，膨化，均質化などを認める．また，ルリコナゾール外用症例においては薬剤結晶を認めることがある．それぞれの所見の特徴を図12〜14 に記載する．全般的な注意点として，低倍率で陽性と思えないものは菌ではないことが多い．むしろ悩むときには陰性と判断するとよい．

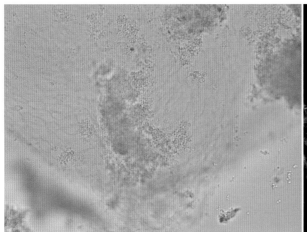

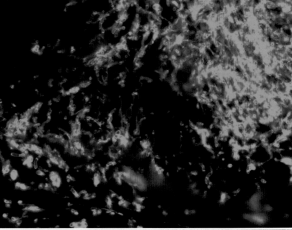

a | b
c

図 10.
　a：分節型分生子の目立つ dermatophytoma
　b：dermatophytoma（白癬菌塊）のファンギフロー
　　　ラ Y® 蛍光染色所見．菌の塊を認める．
　c：様々な菌の形態を認める dermatophytoma

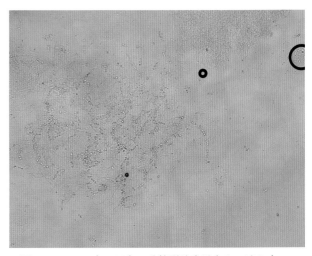

図 11. SWO. 丸や四角い分節型分生子をみつけやすい．

おわりに

　KOH 直接鏡検は白癬診断の基本である．何か
みつけてみようと楽しみながら鏡検してみていた
だきたい．学会発表や論文作成には，そのときに
顕微鏡写真を撮影しておくことが大切である．採
取部位と検体量を適切にとり，しっかり KOH 処
理して焦らずに観察すること．特に爪の場合は時
間をおいて再度観察すると菌でないものは消失し
てわかりやすくなる．特に初診時の陽性結果に疑
念があれば，陰性として次回再検することが大切
である．

文　献

1）久米　光：病原真菌同定法の指針（文部省総合研
　究・真菌症班編），文光堂，pp. 15-25，1986.

2）Kane J, Summerbell R：Laboratory handbook of
　dermatophytes, Star Publishing Company, pp.
　33-44, 1997.

3）Robert R, Pihet M：Conventional methods for
　diagnosis of dermatophytosis. *Mycopathologia*,

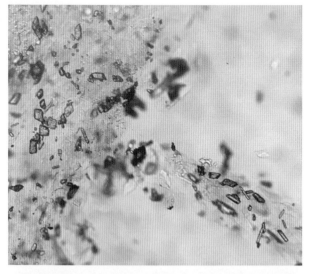

図 12.
薬剤結晶
ルリコナゾール爪外用液使用中

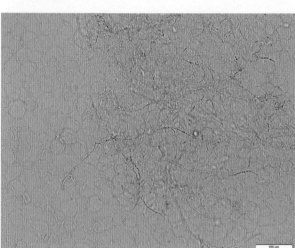

a．弱拡大

b．強拡大

図 13. イトラコナゾール内服後の爪白癬
菌糸内に空胞変性あり．

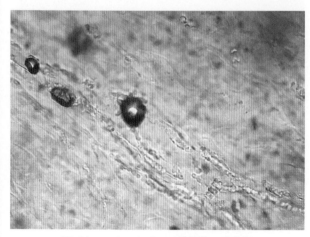

図 14. ルリコナゾール外用後の爪白癬
菌の境界が不明瞭で断裂，膨化を伴う．

166：295-306, 2008.
4）佐藤友隆：【見える！わかる！できる！プライマ
リ・ケア手技/処置】KOH 直接鏡検法. *JIM*, **4**：
405-409, 2014.
5）佐藤友隆：【さまざまな角度からとらえる爪疾患
の多角的アプローチ】爪真菌症の診断と治療. *MB
Derma*, **258**：78-86, 2017.
6）畑　康樹：KOH 直接鏡検. *Med Mycol J*, **54**：7-
9, 2013.
7）西本勝太郎：【皮膚科専門医に不可欠な真菌症診
断法】KOH 直接鏡検で分かること. *MB Derma*,
179：11-15, 2011.
8）望月　隆ほか：皮膚科後期研修医のための真菌症
教育. *Med Mycol J*, **53**：109-116, 2021.

9) 中嶋　弘：カラーアトラス 皮膚疾患診断のための直接鏡検所見（改訂版），メディカルトリビューン，p. 72，1995.

10) Mochizuki T, Tsuboi R, Iozumi K, et al：Guidelines Committee of the Japanese Dermatological Association. Guidelines for the management of dermatomycosis（2019）. *J Dermatol*, **47**(12)：1343-1373, 2020.

11) Sato T, Horikawa H, Yamazaki K：Mold mite infestation in toenail dermatophytoma with pustular psoriasis. *J Dtsch Dermatol Ges*, **18**(3)：251-252, 2020.

12) Sato T, Asahina Y, Toshima S, et al：Usefulness of Wood's Lamp for the Diagnosis and Treatment Follow-up of Onychomycosis. *Med Mycol J*, **61**(2)：17-21, 2020.

13) Suzuki T, Sato T, Kasuya A, et al：A case of tinea faciei et corporis and tinea unguium with dermatophytoma successfully treated with oral fosravuconazole l-lysine ethanolate. *Med Mycol J*, **62**(1)：1-4, 2021.

14) 佐藤友隆：ここでしか聞けない，爪白癬の病態と診断：ダーモスコピー所見. 日臨皮会誌，**35**(4) 630-631，2018.

図解
こどものあざとできもの

好評

診断力を身につける

編集
順天堂大学浦安病院形成外科　林　礼人
赤坂虎の門クリニック皮膚科　大原國章

2020年8月発行　B5判　138頁　定価6,160円（本体5,600円＋税）

臨床写真から
検索できる
アトラス疾患別
目次付き!!

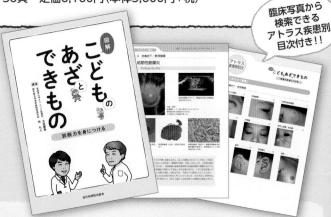

"こども" の診療に携わる
すべての方に送る！

皮膚腫瘍外科をリードしてきた編者が
経験してきた 64 疾患 520 枚臨床写真と
できもの（腫瘍）とあざ（母斑）の知識を
ぎゅっと凝縮しました!!

CONTENTS

◀◀◀◀　弊社紹介
　　　ページはこちら

全日本病院出版会
www.zenniti.com
〒113-0033 東京都文京区本郷 3-16-4　Tel：03-5689-5989
Fax：03-5689-8030

MB Derma, **310**：17-26, 2021.

◆特集／白癬を究める

真菌検査の Tips

角谷廣幸*

Key words：直接鏡検（direct examination），粘着テープ（adhesive tape），検体採取（specimen collection），簡便法（simple method），真菌培養（fungal culture）

Abstract 表在性皮膚真菌症の診断において真菌検査は必須であり，病変部からの検体の採取，KOH 直接鏡検，培養，同定とそれぞれの検査で得られる菌の情報を踏まえて菌種を確定し，分離された菌種に対応した治療法，日常生活に対する生活指導，感染経路の追跡と感染の蔓延予防などを的確に施行することが望ましい．今回は特に白癬菌を対象にして，できるだけ入手しやすい器具や材料を使用し，楽しく簡便にできて有益な検査結果が得られる方法をいくつか紹介する．① フィルム素材の事務用付箋による落屑の採取と培養，② ネジを利用して爪甲下の検体を採取する方法，③ クッキーくり抜き型を使用してスライドカルチャーをする方法，④ 30%KOH グリセリン溶液を調製し，落屑の鏡検標本の作成に使用し長期保存する方法，⑤ 綿棒によるヘアブラシ法の補助検査，⑥ セロハン粘着テープ利用による菌の同定，これらの方法を参考にして日常診療で簡易真菌検査を試していただきたい．

はじめに

表在性皮膚真菌症の診断において真菌検査は必須であり，病変部からの検体の採取，KOH 直接鏡検，培養，同定とそれぞれの検査で得られる菌の情報を踏まえて菌種を確定し，分離された菌種に対応した治療法，日常生活に対する生活指導，感染経路の追跡と感染の蔓延予防などを的確に施行することが望ましい[1]．しかし，多忙な日常診療のなかで真菌症が疑われる患者が来院し，いざ真菌検査を行おうとしてもやり慣れないとおっくうで，必要と思いつつも検査を省略しがちである．今回は表在性皮膚真菌症に対する真菌検査の手技のなかで特に白癬菌を対象にして，できるだけ入手しやすい器具や材料を使用し，楽しく簡便にできて有益な検査結果が得られる方法をいくつか紹介する．

* Hiroyuki KAKUTANI，〒998-0032 酒田市相生町 2-5-35 あいおい皮膚科クリニック，院長

フィルム素材の事務用付箋による
落屑の採取と真菌培養

体部白癬を疑う皮疹部から落屑を採取する方法として，セロハン粘着テープ法が便利な手技の 1 つである[1)~4)]．フィルム素材の事務用付箋（以下，フィルム付箋）は安価な物も入手できるようになり，サイズやフィルム着色部分の色も豊富で検体の採取部位の識別に便利である．検体の運搬の際にはスライドグラスやプラスチック製書類ファイルに貼ったり試験管に入れて運べる．培養の際に培地の容器の大きさや形に合わせて適宜使用できる．細い形状のものは斜面培地に適用しやすく，その際はロングノーズピンセットを使用すると培養しやすい．ロングノーズピンセットは長めの 25 cm くらいのものが 1 つあれば間に合う（図 1, 2）．パッド付救急絆創膏は回診や往診の際に落屑を採取したいときに，セロハン粘着テープやフィルム付箋の代用品として調達しやすい（図 3）．

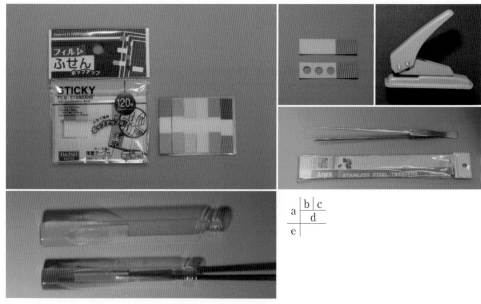

図 1. フィルム素材の事務用付箋を利用した真菌培養の準備

a：フィルム素材の事務用付箋（以下，フィルム付箋）は色や大きさが多様な製品があるので，
　検査部位などによって使い分けができる．

b：フィルム付箋にあらかじめ穴を開けておくとコロニーが生えやすくなる．

c：穴開けには市販されている1つ穴用のパンチが使いやすい．

d：ロングノーズピンセットは，25 cm 長の製品が長い試験官で培養するときに使いやすい．

e：ロングノーズピンセットは口径の小さい試験官にも使いやすい．

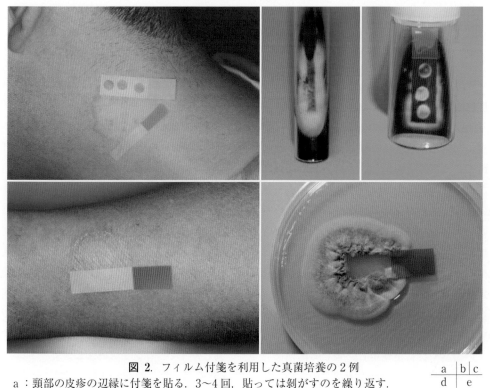

図 2. フィルム付箋を利用した真菌培養の2例

a：頸部の皮疹の辺縁に付箋を貼る．3〜4回，貼っては剥がすのを繰り返す．
　落屑の付いた粘着面を下にして培地に載せる．

b：口径の小さい試験官での培養例（*Trichophyton rubrum*）

c：穴あき付箋での培養例．生えるコロニーの面積が広くなる（*T. rubrum*）

d：左前腕の皮疹の辺縁に付箋を貼る．3〜4回，貼っては剥がすのを繰り返す．

e：平板培地で培養した例（*T. rubrum* var. *raubitschekii*）（金沢医科大学皮膚科学教室にて同定）

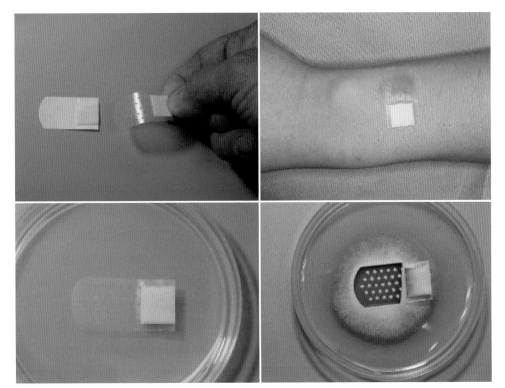

図 3. パッド付救急絆創膏を利用した真菌培養の例

a b
c d

a：パッド付救急絆創膏（以下，パッド付絆創膏）を半分に切断すると使用しや
　すい．
b：右前腕の皮疹の辺縁を含むようにパッド付絆創膏を貼る．3〜4 回，貼って
　は剥がすのを繰り返す．落屑の付いたパッド付絆創膏をもとの包み紙に戻して，
　持ち帰り後で検査に供してもよい．
c：落屑の付いた粘着面を下にして平板培地にパッド付絆創膏を載せる．
d：平板培地に生えたコロニー（T. tonsurans）

ネジを利用して
爪甲下の検体を採取する方法

　爪甲下角質増殖がみられる爪白癬では，できる
だけ爪の基部に近いところで，深部（爪床に近い
部位）を検査材料とすることが必要である．爪の
奥深くを採取できない場合は爪甲剥離の下に存在
する皮膚の表面（実際は爪床）を採取したほうが真
菌の検出率が高く，培養も成功することが多い[1]．
爪基部に限局している病変部の場合はハンドドリ
ルで穴を開けてその穴から検体を摘出する方法が
あるが[5]，剥離した爪甲下に十分な間隙がある場
合にその深部や爪床の落屑を採取する方法とし
て，スクリューの形状または円盤状のフィンを重
ねて並べた形状の市販の耳かきを参考にして検体
を採取する方法を考案した．ネジ溝が付いたミニ

ドライバーを利用した例とミニビスを利用した例
を図 4，5 にお示しする．ミニドライバーは百均
ショップで，ミニビスはホームセンターなどで入
手できる．

クッキーくり抜き型を使用して
スライドカルチャーをする方法

　真菌検査で培養された菌を同定する際に，顕微
鏡による菌の形態観察のためにスライドカル
チャーが必要である[6]．スライドカルチャーを施
行する場合，検査用の器材をいろいろ準備する必
要があり手技も煩雑である．猿田らは，平板培地
の中央をくり抜きスライドカルチャーを施行する
方法について報告している[7)8)]．今回，その手技を
参考にして使用する器材および手順を少なくする
ために，市販のサブロー・ブドウ糖寒天平板培地，

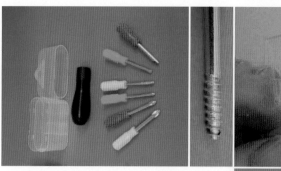

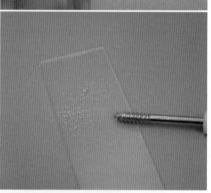

図 4.
ねじ溝付きのミニドライバーで爪甲下の検体を採取する方法
　　a：百均ショップで入手したミニドライバーセット．この中のねじ
　　　溝付きのドライバーを使用する．
　　b：ねじ溝付きミニドライバーの先端の直径は約3.8 mm．使用時の
　　　安全のために，先端が尖っていたり，バリが付いているときはや
　　　すりなどで少し平らにする．
　　c：爪甲下に十分な間隙がある症例の病変部の爪甲下に，そっと回
　　　しながらねじ込む．ねじ溝に検体が絡み付いたらそっと抜き取る．
　　d：爪楊枝などでねじ溝に付いた検体をこそぎ取る．検体の採取を
　　　2〜3回繰り返し，2〜3回目の落屑を真菌検査に使用する．

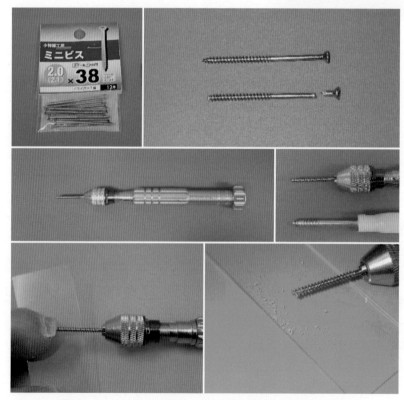

図 5. ミニビス先を使用して爪甲下の検体を採取する方法
　　a：直径2 mm，長さ38 mm くらいのミニビスを入手する．
　　b：ミニビスの先端部とねじ頭部をワイヤーカッターで切断し，使用時の安全のために先端が
　　　あまり尖っていたりバリが付いているときは，やすりなどで少し平らにする．
　　c：ピンバイス（ハンドドリル）の柄に切断したミニビスを取り付ける．
　　d：図4のねじ溝付きのミニドライバーとの形状と直径の比較
　　e：爪甲下に十分な間隙がある場合の病変部の爪甲下に，そっと回しながらねじ込む．ねじ溝に
　　　検体が絡み付いたらそっと抜き取る．
　　f：爪楊枝などでねじ溝に付いた検体をこそぎ取る．検体の採取を2〜3回繰り返し，2〜3回目
　　　の落屑を真菌検査に使用する．

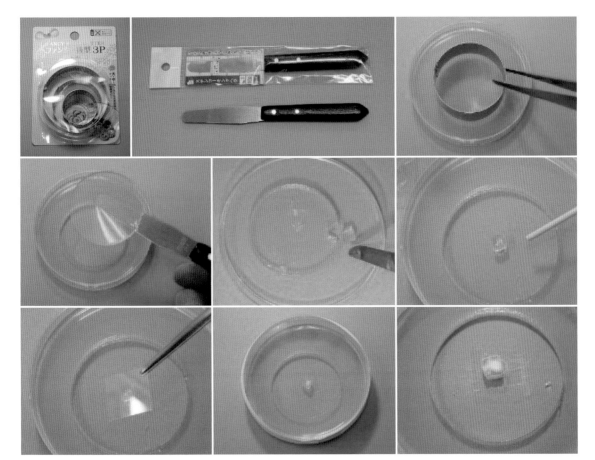

a	b	c
d	e	f
g	h	i

図 6. クッキーくり抜き型を使用してスライドカルチャーをする方法

a：百均ショップで入手したステンレス製のクッキーくり抜き型

b：アイヘルプ(iHelp)ステンコーキングヘラ®, No. 1, 10 mm, ICH-01. ステンレス製で価格 300 円くらいから.

c：酒精綿で拭いたクッキーくり抜き型を攝子で平板培地に押しつける. 平板培地の直径は 9 cm

d：酒精綿で拭いたコーキング用のヘラで内側の寒天培地を取り出す.

e：滅菌シャーレの蓋に置いて寒天培地の小片(5 mm 角)をコーキング用のヘラで切り出す.

f：培地小片をくり抜いた平板培地の中央に置いてから, コロニーなどから採取した菌塊を培地小片の中心部に接種する.

g：カバーグラスを載せる.

h：培地が乾燥しにくいように蓋の周囲をビニールテープで巻いてとめる.

i：菌が生えた様子(*Nannizzia gypsea*)

滅菌シャーレ, カバーグラス, 滅菌綿棒, コーキング用の金属のヘラ, 百均ショップの金属製クッキーくり抜き型, ビニールテープを使用する. 白金耳の代わりに滅菌綿棒の尾端を使用[9)10)]. コーキング用のヘラは大きさ, 刃の薄さ, 弾力の使用しやすいものが入手できるのでメスの代わりに使用. カバーグラスはオートクレーブまたは火炎滅菌をして使用. 器具が検体や培地に接触するところは, 酒精綿で拭きながら使用する(図 6, 7). 培養経過をシャーレ越しに顕微鏡で観察し, 頃合いをみてカバーグラスを外してラクトフェノールコットンブルーなどで染色して標本とする. 星形のクッキーくり抜き型を使用すると複数のスライドカルチャーも手軽に施行できる(図 7).

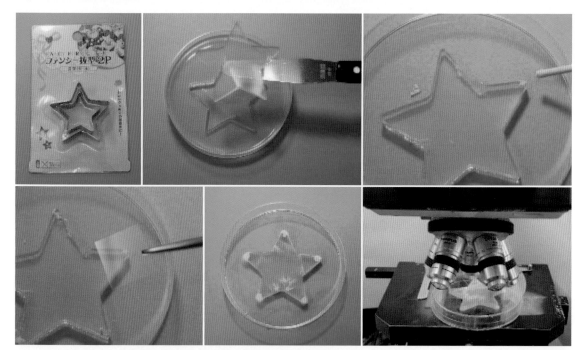

図 7. 星形のクッキーくり抜き型を使用して複数のスライドカルチャーをする方法

a：百均ショップで入手したステンレス製の星形のクッキーくり抜き型

b：星形のクッキーくり抜き型を攝子で平板培地に押しつけ，内側の寒天培地を取り出す．
各器具は酒精綿で拭いてから使用する．

c：培地を滅菌シャーレに入れ，星形の先端にコロニーなどから採取した菌塊を接種する．

d：接種した部位にカバーグラスを載せる．他の先端も同様に施行する．シャーレの蓋をし
たら，培地が乾燥しにくいように蓋の周囲をビニールテープで巻いてとめる．(図6-h参照)

e：各先端に菌が生えた様子(*N. gypsea*)

f：シャーレの裏面から顕微鏡で観察することもできる．

a | b | c
d | e | f

直接鏡検標本を乾燥しにくく長期保存する方法

KOH 直接鏡検法は皮膚病変部の角質を溶解して菌体を鏡検するための基本的な診断技術である[11]．従来の KOH 溶液を使用した標本はそのまま放置すると乾燥しやすく，後日再鏡検する際に観察しにくい場合があるが，水酸化カリウムを 30％の濃度に調整した KOH グリセリン溶液を作製し，その溶液を皮膚および爪の病変から採取した落屑の鏡検標本作製に使用すると乾燥しにくく，長期保存に有用であった．後日の再検討のために KOH 標本として保存しておきたい場合に作製しておくと有用である．検体をできるだけ細切し，当液を滴下した検体をカップウォーマーなどを使用し 60〜70℃で 20〜30 分間しっかりと加温することが必要である．作製した標本は傾けると

カバーグラスごと標本が移動し，標本が損傷するので水平にして保存する．標本の乾燥がしにくくそのまま放置しても 11 か月間くらい保存できるが，カバーグラスと標本が動かないようにマニキュアで封入するとよい(図8)．

綿棒によるヘアブラシ法の補助検査

綿棒としてピューリタン社のハイドラフロックスワブ® を使用する．この製品は綿棒表面が検体の収集やリリースに優れている構造になっている．頭部をこすったヘアブラシを平板培地に圧着した後，そのヘアブラシを捨てる前に突起基部の隙間を綿棒で擦過してヘアブラシから検体を採取する．この綿棒を培地に圧着し培養する．この補助検査で，本来のヘアブラシ法で陰性であった症例で菌が分離されることがあるので，限られた検体から菌を分離する機会が増やせる(図9)．この

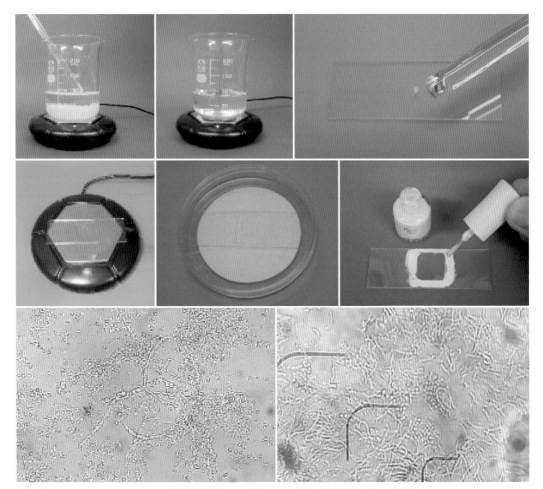

<table>
<tr><td>a</td><td>b</td><td>c</td></tr>
<tr><td>d</td><td>e</td><td>f</td></tr>
<tr><td colspan="2">g</td><td>h</td></tr>
</table>

図 8. 直接鏡検標本を乾燥しにくく長期保存できる方法

a：ガラス製のビーカーにグリセリンを入れ，水酸化カリウムを 30％の濃度になる
　ように加える（図では，水酸化カリウム 30 g とグリセリン 70 g）．そしてカップ
　ウォーマーで加温する．図では USB 電源供給の製品で 60〜70℃台に加温できる．

b：加温しながら頻繁にかき混ぜると，1 時間くらいで溶解し粘稠性透明な溶液と
　なる．

c：検体の落屑をできるだけ細切し，スライドグラスに載せ 30％KOH グリセリン
　溶液を滴下する．

d：カバーグラスを載せて軽く押しつぶしカップウォーマーで 20〜30 分間，加温す
　る．

e：加温後にカバーグラスを押してさらに検体をつぶす．この時点で顕微鏡観察が
　可能である．ろ紙を敷いた上に保存すると，余分な 30％KOH グリセリン溶液が
　吸収されてべたつきにくくなる．

f：標本の載ったスライドグラスを傾けると，カバーグラスが容易に動くのでマニ
　キュアで辺縁をコーティングする．

g：爪白癬病変から作成した標本の保存約 11 か月後の顕微鏡像

h：癜風病変から作成した標本の保存約 11 か月後の顕微鏡像

手技はヘアブラシで採取した検体をそのまま検査機関に提出できない際に，ヘアブラシの突起部を擦過した綿棒を検体として提出することができて便利である．また直接，綿棒で被験者の頭部をこすって提出してもよい（綿棒法）[12]．

セロハン粘着テープ利用による菌の同定

セロハン粘着テープ（以下，テープ）を皮疹部に

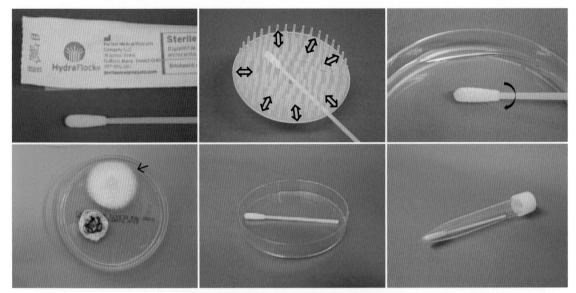

図 9. 綿棒によるヘアブラシ法の補助検査

a：ピューリタン社のハイドラフロックスワブ® を準備する．この製品は綿棒表面の構造が検
　　体の収集やリリースに優れている（図の製品はスギヤマゲン社取り扱い：品番 25-3406-H）.
b：ヘアブラシ法使用後のヘアブラシの突起の基部のほぼすべての隙間を綿棒で擦過する.
c：上記の綿棒を回転させながら，まんべんなく綿の部分を培地の全面に圧着する.
d：綿棒によるヘアブラシ法の補助検査の1例. *T. mentagrophytes* のコロニー（←部）が得ら
　　れた．この症例は本来のヘアブラシ法では陰性であった.
e：この綿棒は製品の種類によって柄の部分に窪みがあり，折ることができる.
f：ヘアブラシは検体として検査機関に提出できない場合があるが，綿棒は試験官に入れて容
　　易に検査委託できる.

a	b	c
d	e	f

貼り付け，検体が付着したテープのまま KOH 法
で観察したり，検体が付着したテープを培地に載
せて培養ができる[2)~4)]．また，培地に生えたコロ
ニーにテープを貼り菌体を採取して，そのテープ
のまま染色して菌体を観察することもできる[3)4)].
巨大培養で生えたコロニーにテープを中心部から
辺縁にかけて横断的に貼って連続的に菌体を採取
し，そのテープを染色して観察する方法は，大分
生子がみつけにくい菌種の大分生子を発育段階を
追いながら観察でき，特に *Microsporum canis*,
Epidermophyton floccosum における観察で有用
であった（図10）．この方法で標本を作製する市販
品（カバースリップ・テープ®，スギヤマゲン社）も
ある.

おわりに

　皮疹をみて白癬を疑った際はもちろんのこと，
鑑別診断で白癬を考慮する際にも，治療を開始す
る前に皮疹部より落屑を採取しておくと，その後
の診断や治療に役立つ．その際に気軽に入手しや
すい文具や器具で検体の採取や培養ができるとい
うことを経験していただけるきっかけになれば幸
いである．そして簡易検査に慣れてきたら本来の
基本的な手技にチャレンジしていただきたい.

文　献

1) 渡辺晋一，望月　隆，五十棲　健ほか：皮膚真菌
　　症診断・治療ガイドライン．日皮会誌, **119**：289-
　　300，2009.
2) 藤広満智子：簡便な真菌検査法．真菌誌, **48**：
　　132-136，2007.
3) 竹之下秀雄，安澤数史，望月　隆：イヌから感染
　　した *Microsporum canis* による体部白癬の1例—
　　テープ真菌検査法（テープ KOH 法，テープ培養
　　法，テープ同定法）を利用して．皮膚臨床, **54**：
　　369-373，2012.

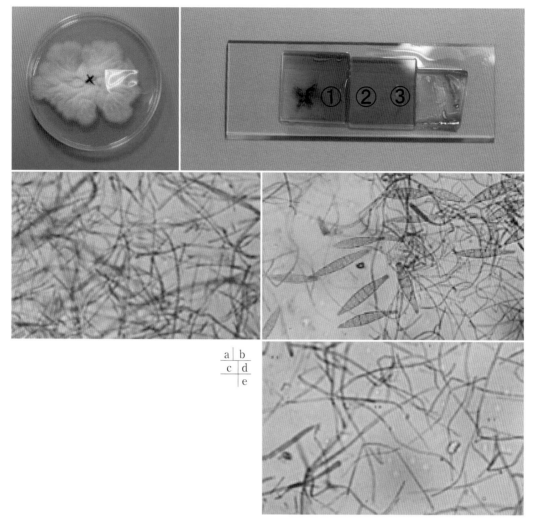

図 10. セロハン粘着テープ利用による菌の同定

a：コロニーの中心部から末端にかけてセロハン粘着テープを貼った様子．×印はテープにマジック
　　ペンでつけたコロニーの中心のしるし．図は *M. canis* の巨大培養.

b：菌の採取面を上にしてスライドグラスに載せ，ラクトフェノールコットンブルーを滴下する．そ
　　してカバーグラスを 2～3 枚連続して被せる.

c：b の ① の部位の顕微鏡像．菌糸が主体

d：b の ② の部位の顕微鏡像．大分生子が観察された.

e：b の ③ の部位の顕微鏡像．未熟な大分生子が観察された.

4）竹之下秀雄，安澤数史，望月　隆：強い炎症所見
　を呈した *Trichophyton tonsurans* による体部白
　癬の 1 例―テープ真菌検査法（テープ KOH 法，
　テープ培養法，テープ同定法）を利用して．皮膚
　臨床，**54**：657-660，2012.

5）齋藤卓也，山田一雄，岸本三郎：ラジオ工作用ド
　リルを用いた開窓法による鴟状爪真菌症の診断.
　臨皮，**58**：586-587，2004.

6）望月　隆：皮膚科外来の真菌検査法．*J Visual
　Dermatol*，**1**：786-793，2002.

7）猿田隆夫：真菌検査のための簡単なスライドカル
　チャー法．皮膚臨床，**18**：577-578，1976.

8）猿田隆夫，佐藤和子：*Microsporum canis* 同定の
　ための米粒スライドカルチャー．西日皮膚，**42**：
　990-991，1980.

9）藤田　繁：【皮膚科専門医に不可欠な真菌症診断
　法】真菌培養を始めよう―すぐできる分離培養，
　巨大培養，スライド培養の簡便法―．*MB Derma*，
　179：17-23，2011.

10）望月　隆：【皮膚真菌症診療ガイド―これだけは

知っておきたい皮膚真菌症の知識─】皮膚糸状菌症の診断と治療．*MB Derma*, **148**：12-19, 2009.

11）西本勝太郎：【皮膚科専門医に不可欠な真菌症診断法】KOH直接鏡検法で分かること．*MB Derma*, **179**：11-15, 2011.

12）比留間政太郎，比留間淳一郎，田村昌大ほか：トンスランス感染症の頭部キャリアー検査におけるヘアブラシ，歯ブラシ，綿棒法の菌検出力の検討．日皮会誌，**126**：1321, 2016.

MB Derma, **310**：27-32，2021．

◆特集／白癬を究める

皮膚真菌症の分子生物学的検査法

望月 　隆*

Key words：皮膚真菌症(dermatomycosis)，同定(identification)，分子疫学(molecular epidemiology)，リボソーム RNA(ribosomal RNA)，ITS 領域(internal transcribed spacer regions)，真菌検査法(mycological tests)

Abstract 皮膚真菌症は最も有病率の高い感染症であるが，日常の診療で分子生物学的方法が必要になることはほとんどない．しかし，深在性皮膚真菌症の原因菌の菌種同定や，表在性皮膚真菌症の疫学調査に分子生物学的手法が応用されてきた．本稿では実例として，リボソーム RNA 遺伝子などを用いた皮膚真菌症原因菌の同定や，皮膚糸状菌の種内変異の検出と分子疫学への応用例について紹介した．分子生物学的方法の使用にあたっては，目的と各種の分子生物学的方法の特性や限界を考慮し，また結果が他の真菌検査の結果や臨床所見と矛盾しないか吟味する．

はじめに

　皮膚真菌症の診断に真菌検査は欠かせない．日常の表在性皮膚真菌症の診療では KOH 直接鏡検法で大多数の例は診断が確定し，必要があればこれに真菌培養法が追加される．また，深在性皮膚真菌症では真菌培養と組織学的検査を合わせることで多くの例は診断を確定させることができる．一方，分子生物学の進歩により真菌学では多くの知見が蓄積されてきた．病原真菌学の分野でもミトコンドリア DNA や核 DNA の制限酵素分析による種内変異の検討に続き，塩基配列の類似性による近縁関係の推定が進み，やがて塩基配列を基にした菌種同定が行われるようになった．最近では特定の遺伝子の塩基配列の解析で種の枠組みの変更も行われている[1)2)]．これは塩基配列の差により，従来形態学的に 1 つの種と考えられていたもののなかに隠蔽種(cryptic species)がみつかり，新たに記載されてきた影響が大きい．こうした動

* Takashi MOCHIZUKI，〒920-0293 石川県河北郡内灘町大学 1-1　金沢医科大学医学部皮膚科学講座，名誉教授

向のなかで，一部の菌では塩基配列の解析なしには厳密な種同定ができない不便も生じている．しかし，隠蔽種が別種として記載されたことで，病原性，疫学的に差があることが明らかにされ[3)4)]，診療にこうした菌学の知見がフィードバックされた事例も少なくない．

　本稿では主にリボソーム(r)RNA 遺伝子を用いた菌種同定法について述べるが，あわせて分子疫学への応用例を紹介する．

汎用されるリボソーム RNA 遺伝子とは

　臨床分離株の同定には rRNA 遺伝子(図1)[5)]がしばしば用いられる．この遺伝子は，分子量の異なる 3 つの rRNA(18S，5.8S，28S)をコードする領域が直列に並んだ構造を取っており，よく保存された rRNA をコードする領域と，間を埋める変異の大きな領域が交互に配列している．これらは一括して転写された後，不要な部分が切り取られ成熟した rRNA になるが，切り取られる ITS 領域には多くの変異が蓄積されており，特に皮膚糸状菌では菌種同定に利用できる[5)6)]．また，酵母や黒色真菌では 26S rRNA の D1/D2 領域[7)8)]が同定に

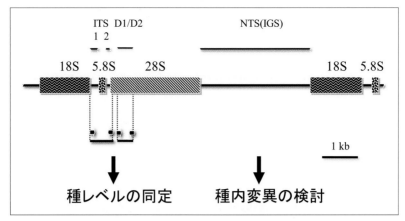

図1. 真菌のリボソーム RNA 遺伝子の構造（文献 5 より）

よく保存された 3 つの rRNA（18S，5.8S，28S）をコードする領域と変異の大きな領域が交互に配列する．このうち internal transcribed spacer（ITS）領域の塩基配列の差は種同定に汎用される．この遺伝子の間に存在する non-transcribed spacer（NTS）は多くの変異が蓄積されているため，種内変異の検出や株の鑑別に用いられる．

用いられる．この遺伝子は転写の効率のため細胞内に複数コピーが含まれることが知られ，*Trichophyton*（*T.*）*interdigitale* では 1 細胞に数十コピーが含まれることが知られている[9]．この rRNA 遺伝子は種の定義に関わるような形態学的な形質には関与しないが，時間の経過に伴い塩基配列が一定の割合で変化する「分子時計」として近縁関係の推定に用いられている．特に ITS を増幅するプライマーは極めて汎用性が高い[7]．実際の菌からの鋳型 DNA の抽出，プライマーとその配列，PCR の条件，塩基配列の決定法や制限酵素分析の実際は既報[7]に詳細に記載されているので参考にされたい．この目的で使用される遺伝子はほかにも mitochondrial DNA[7]，chitin synthase I 遺伝子[10]，topoisomerase II 遺伝子[11]，polyketide synthase 遺伝子[12]，calmodulin 遺伝子[3]，β tubulin 遺伝子[13][14]などがあり，菌種によって適宜使い分けがなされている．

こうして決定された塩基配列を database に照会すれば，データ入力後数分で合致率順に並んだ菌種のリストが入手できる．Database としては国際医獣真菌学会の運営する ISHAM barcoding database，pairwise DNA identification（http://its.mycologylab.org）や，DNA Databank of Japan の blastn 検索（http://blast.ddbj.nig.ac.jp/blastn?lang=ja）などが使用できる．

さらに，この遺伝子の間に，間仕切りとして存在する non-transcribed spacer（NTS）あるいは intergenic spacer（IGS）はより多くの変異が蓄積されているため，種内変異あるいは株の鑑別に用いられ，この領域を用いた分子疫学的研究も多い[15]．

どんなときに使用されるか？

皮膚糸状菌は一般に形態学的特徴が明確であり，多くは培養所見で同定が可能である．しかし，形態学的特徴や交配能力が欠落した菌株の同定には分子生物学的方法は極めて有用である．深在性皮膚真菌症や爪真菌症からの分離菌種は多彩なので，まず分子生物学的方法により塩基配列の相似の度合いや系統樹解析（図 2）[14]で属や種を推定した後，培養所見や病巣内の寄生形態を対応させて菌種を同定することがある．

培養された菌株が得られていない場合の菌種同定は，臨床検体から直接 DNA を抽出し，これを鋳型として菌由来の DNA を PCR で増幅して検出することになる．近年では培養陽性率の低い爪検体[16][17]やホルマリン固定パラフィン包埋標本[18]から培養を経ずに直接菌種同定を行う試みが報告されている．ただし鋭敏な PCR を用いるので，真の病原菌でない汚染菌が検出される可能性があり，診断にあたっては臨床症状，組織形態，組織所見

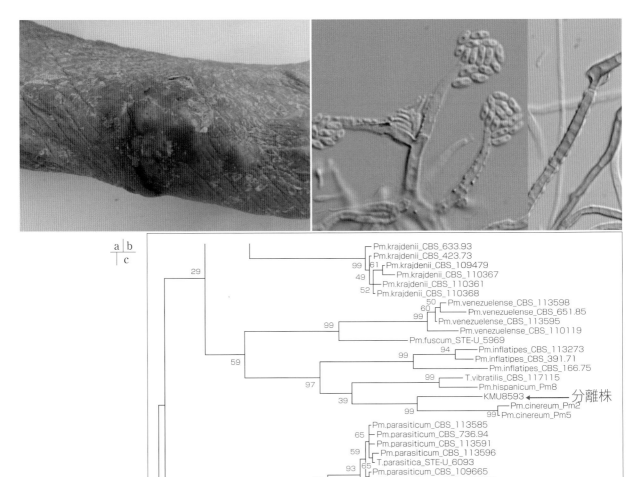

図 2. 症例：61 歳，男性（文献 14 より）

a：腎移植の既往があり，透析を受けている．外傷後，前腕に膿瘍が生じた．
b：膿瘍から分離された株（KMU8593）は形態学的に *Phaeoacremonium* 属に含まれると考えられた．
c：Actin 遺伝子と β tubulin 遺伝子による系統樹（部分）では合致する菌種の登録はされておらず，種レベルの同
　定は不能であった．Pm は *Phaeoacremonium* 属の菌種，T はこれと近縁の *Togninia* 属の菌種を示す．

との対応を慎重に吟味する．またホルマリン固定の影響で DNA が変性するため，浸漬時間が長い標本では，組織標本で菌がみえていても菌の DNA データが得られないこともしばしばである．

　迅速にスクリーニングが必要な際に有用な非培養系の分子生物学的方法としては，loop-mediated isothermal amplification（LAMP）法が注目される．LAMP 法は，60〜65℃ で 60 分間保温するのみで DNA が増幅され，その有無が目視や紫外線照射下で容易に判定できるシステムで，最近では COVID-19 の迅速な検出にも使用されている．Yo らは LAMP 法に適用できる *T. tonsurans* 特異プライマーを設計し，*T. tonsurans* に感染した柔道競技者のヘアブラシ検体から菌の DNA の検出に成功した[19]．この方法は目的の菌以外は検出できないが，極めて鋭敏であり，PCR 装置の必要もなく，多数の検体の処理も可能であるため，集団発生例のスクリーニングには特に有用と考えられる．

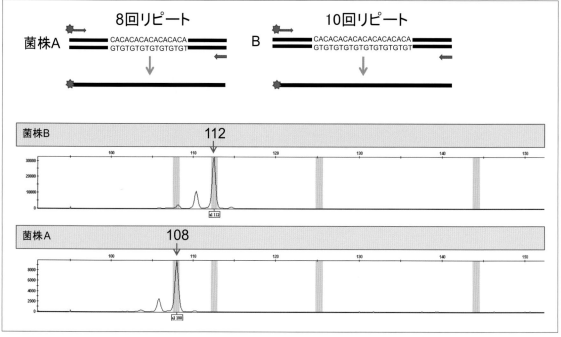

図 3. マイクロサテライト DNA の解析例（文献 20 より）

核内に含まれる(CA)n の繰り返し数の差を，蛍光色素(✦)を結合したプライマーを用いて PCR を行い，キャピラリー電気泳動で長さの差として検出した.

種内変異の検討から分子疫学へ

　菌種同定に用いられる遺伝子よりも大きな変異が蓄積される領域は種内変異の検討に用いることができる. このような遺伝子多型の検出は，菌種ごとに領域を設定し，プライマーの設計を行う必要があるが，感染のトレースには極めて有用である. ここでは rRNA 遺伝子の NTS を用いた *T. tonsurans* 感染症の解析例，ならびに核内に散在するマイクロサテライトの多型を用いた *Microsporum canis* 感染症の解析例を解説する.

　2000 年ごろから，レスリングや柔道など格闘技の選手間で *T. tonsurans* による体部・頭部白癬の集団発生が注目され，その経緯が分離株のリボソーム RNA 遺伝子の NTS 領域の制限酵素分析法によって検討された. その結果，格闘技分離株は 3 つの遺伝子型に分けられるが，2005 年以前の株と，最近分離された株では遺伝子型の比率が変化し[15]，最近ではほぼ NTS Ⅰ型と名付けた菌株しか分離されなくなっている. これは何らかの選択圧がかかったものと考えられる. 一方，本邦では主に高齢者の頭部白癬から *T. tonsurans* が分離さ

れてきたが，それらの菌株の NTS 型は格闘技のいずれのものとも異なっていた. したがって高齢者由来の株が格闘技間の集団感染に寄与したのでなく，スポーツ交流を通じて外国から侵入した株が集団感染に関わったと考えられた. そのほか *Trichophyton* 属では *T. interdigitale*, *T. rubrum*, *Arthroderma benhamiae*（*T. benhamiae*）で NTS 領域に種内変異のマーカーが設計され，分子疫学的解析が行われている[15].

　Microsporum canis は代表的な人獣共通感染症の原因菌であるが，近年のペットブームを受けて本菌による感染の拡大が懸念されている. 本菌は種内変異が極めて少ないため，NTS 領域では多型が検出されず，分子疫学的解析にはマイクロサテライトが用いられている. マイクロサテライトは核内に含まれる(AT)n, (GT)n, (GA)n, (GATA)nや(GACA)n などの短い繰り返し配列であるが，この上流と下流に設定したプライマーを用いてPCR を行い，その長さを計測する. *Microsporum canis* では 6 つのマイクロサテライトを設定し，その各々の長さの多型（図 3）を組み合わせることによって遺伝子型を決定した[20]. その結果，本邦分

離の70株が20の遺伝子型に分けられたことから，現在の感染の拡大は感染動物の輸入により持ち込まれた多くの株が関与するものと考えられた[20]．一方，同一家庭内のヒトとネコから菌が得られた事例では，調べた限り分離株は同じ遺伝子型を示し（表1），家庭内感染の直接の証拠を示す所見と考えられる．

限界と問題点

分子生物学的方法は目的に応じて使用する遺伝子や検出方法をデザインする必要がある[5)7]．深在性皮膚真菌症や爪真菌症の原因菌の同定では環境真菌が分離されることも多いため，病巣からの培養を繰り返し，複数回同種の菌が分離されることを確認しておく[7]．また，分離株を継代培養することで混入した雑菌を取り除くことができるので，こうして得られる純粋培養された菌からDNAを調整するよう心がける[7]．Databaseにも問題があり，database作成が正しく同定された菌株について行われているかを考慮する必要がある[7]．またdatabaseに塩基配列が登録されていない菌種については菌名の推定は困難である．これは図2の例[14]で示した通りである．分子疫学的解析では，種内変異の程度が対象とする種によって異なる．そのために多くの場合は菌種ごとにPCRプライマーを設計することになる．また実施条件が結果に反映することがあるため，研究施設間のデータを簡単に比較できない事例がある[15)20]．

おわりに

皮膚真菌症の診断や疫学的検討に用い得る分子生物学的検査法について概説した．表在性皮膚真菌症では主に疫学調査や感染症への理解を深めるために用いられ，日常の診療に必須とはいえない．しかし深在性皮膚真菌症では，培養検査の形態学的診断を補助，補完するデータが比較的迅速に得られるため極めて有用性が高い．ただし菌株が培養されて得られていることが前提になるし，決して万能ではないことに留意したい．また本稿

では触れなかったが，菌側の病原因子としての薬剤耐性株の分子生物学的背景の検討[21]や，宿主側の真菌の感受性に関わる分子生物学的検討が行われてきた．これにより，例えば黒色真菌症[22]や慢性皮膚粘膜カンジダ症[23]において，自然免疫系のメディエーター分子であるCARD9などの遺伝子変異が発症に関与することが報告されてきた．宿主への分子生物学的アプローチはまだ日常診療レベルではないが，今後臨床への応用が期待される領域である．

表 1. *Microsporum canis* のマイクロサテライト DNA の解析例（文献 20 より）

家庭	菌株登録番号	由来	遺伝子型
I	8026	ヒト	A
	8027	ネコ	
II	8465	ヒト	A
	8466	ネコ①	
	8467	ネコ②	
III	8783	ヒト	I
	8784	ヒト	
	8785	ネコ①	
	8786	ネコ②	
IV	8794	ヒト	R
	8795	ネコ	
V	9071	ヒト	S
	9072	ネコ	

本邦分離の *M. canis* 70 株は 20 の遺伝子型に分けられたが，同一家庭内の分離株は同じ遺伝子型を示した．

文 献

1) 望月　隆：病原真菌の命名にかかわる諸問題. 皮膚病診療, **35**：1004-1009, 2013.

2) de Hoog GS, Dukik K, Monod M, et al：Toward a novel multilocus phylogenetic taxonomy for the dermatophytes. *Mycopathologia*, **182**：5-31, 2017.

3) Marimon R, Cano J, Gené J, et al：*Sporothrix brasiliensis*, *S. globosa*, and *S. mexicana*, three new *Sporothrix* species of clinical interest. *J Clin Microbiol*, **45**：3198-3206, 2007.

4) Zeng JS, Sutton DA, Fothergill AW, et al：Spectrum of clinically relevant *Exophiala* species in the United States. *J Clin Microbiol*, **45**：3713-3720, 2007.

5) 望月　隆：皮膚科セミナリウム　皮膚真菌症の検査法(第2法). 日皮会誌, **121**：1-5, 2011.

6) 杉田　隆, 西山朱實：DNA 塩基配列解析による病原真菌の分類・同定. 真菌誌, **45**：55-58, 2004.

7) 河崎昌子, 望月　隆：【新しい皮膚科検査法　実践マニュアル】真菌の新たな遺伝子診断. *MB Derma*, **151**：18-25, 2009.

8) Abliz P, Fukuhara K, Takizawa K, et al：Identification of pathogenic dematiaceous fungi and related taxa based on large subunit ribosomal DNA D1/D2 domain sequence analysis. *FEMS Immunol Med Microbiol*, **40**：41-49, 2004.

9) Iwanaga T, Anzawa K, Mochizuki T：Variations in ribosomal DNA copy numbers in a genome of *Trichophyton interdigitale*. *Mycoses*, **63**：1133-1140, 2020.

10) Kano R, Nakamura Y, Watari T, et al：Phylogenetic analysis of 8 dermatophyte species using chitin synthase I gene sequences. *Mycoses*, **40**：411-414, 1997.

11) Kanbe T, Suzuki Y, Kamiya A, et al：PCR-based identification of common dermatophyte species using primer sets specific for the DNA topoisomerase II genes. *J Dermatol Sci*, **32**：151-161, 2003.

12) Ushigami T, Anzawa K, Mochizuki T：Molecular typing using polymorphisms of the polyketide synthase gene(*PKS1*)of strains in Japan morphologically identified as *Fonsecaea pedrosoi*. *J Dermatol*, **44**：36-42, 2017.

13) Rezaei-Matehkolaei A, Mirhendi H, Makimura K, et al：Nucleotide sequence analysis of beta tubulin gene in a wide range of dermatophytes. *Med Mycol*, **52**：674-688, 2014.

14) Sakata Y, Kitayama A, Yoshimura R, et al：A case of cutaneous phaeohyphomycosis caused by *Phaeoacremonium* sp. in a renal transplant recipient. *J Dermatol*, **42**：263-267, 2015.

15) Mochizuki T, Takeda K, Anzawa K：Molecular markers useful for intraspecies subtyping and strain differentiation of dermatophytes. *Mycopathologia*, **182**：57-65, 2017.

16) 吉村理枝子, 伊藤弥生, 森下宣明ほか：爪白癬からの起因菌同定における培養法と PCR-RFLP 法の比較検討. 真菌誌, **47**：11-14, 2006.

17) 清　佳浩：2011 年次皮膚真菌症疫学調査報告. *Med Mycol J*, **56**：J129-J135, 2015.

18) Futatsuya T, Anzawa K, Mochizuki T, et al：Molecular identification of fungi in formalin-fixed and paraffin-embedded(FFPE)skin tissue samples. *J Dermatol*, **46**：171-172, 2019.

19) Yo A, Yamamoto M, Nakayama T, et al：Detection and identification of *Trichophyton tonsurans* from clinical isolates and hairbrush samples by loop-mediated isothermal amplification system. *J Dermatol*, **43**：1037-1043, 2016.

20) Watanabe J, Anzawa K, Mochizuki T：Molecular epidemiology of Japanese isolates of *Microsporum canis* based on multilocus microsatellite typing fragment analysis. *Jpn J Infect Dis*, **70**：544-548, 2017.

21) Singh A, Masih A, Khurana A, et al：High terbinafine resistance in *Trichophyton interdigitale* isolates in Delhi, India harboring mutations in the squalene epoxidase gene. *Mycoses*, **61**：477-484, 2018.

22) Wang X, Wang W, Lin Z, et al：CARD9 mutations linked to subcutaneous phaeohyphomycosis and TH17 cell deficiencies. *J Allergy Clin Immunol*, **133**：905-908, 2013.

23) Nahum A：Chronic mucocutaneous candidiasis：a spectrum of genetic disorders. *LymphoSign J*, **4**(3)：2017.(https://doi.org/10.14785/lymphosign-2017-0011)

MB Derma, **310** : 33-39, 2021.

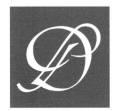

◆特集／白癬を究める

白癬菌に対する免疫応答

常深祐一郎*

Key words：白癬菌（dermatophytes），自然免疫（innate immunity），表皮細胞（keratinocytes），パターン認識受容体（pattern recognition receptors；PRRs），病原体関連分子パターン（pathogen-associated molecular patterns；PAMPs），抗菌ペプチド（antimicrobial peptide）

Abstract 自然免疫は下等生物から高等生物にまで広く備わった免疫機構である．獲得免疫は外来異物に対して後天的に形成され，高度な特異性と免疫記憶を特徴とし，T細胞受容体とB細胞の産生する抗体が異物を認識する．これらはその遺伝子の再編を行うことにより膨大な多様性を生み出すが，その機構の性質上，発動に時間を要する．これに対して自然免疫は先天的に備わった免疫であり，パターン認識受容体（PRRs）で微生物などに共通する特徴的な分子パターンである病原体関連分子パターン（PAMPs）を認識する．PRRsはゲノムにコードされたままの形で利用されるため，病原体の侵入に対して即時に対応できる．PRRsがPAMPsを認識すると，サイトカインや抗菌ペプチド産生など，侵入した病原体の排除が始まる．同時に，自然免疫は獲得免疫を始動させ，その方向性を決める役割がある．真菌に対するPRRsとしてmincleやdectin，Toll様受容体などがあり，β-グルカンなど真菌のPAMPsを認識する．皮膚真菌症では表皮が主な場となるが，表皮細胞にも真菌に対するPRRsが発現しており，真菌のPAMPsを認識して自然免疫を発動し，真菌に対峙する．真菌に対する免疫を考えると，真菌症の臨床像を理解することができ，効果的な治療計画を立てることができる．

はじめに

白癬は毎日診る疾患であるが，鏡検で白癬菌を見つけて診断し，抗真菌薬を処方して終わりにしているのではないだろうか．多くの場合，病原体を見つけることに集中し，それに対する生体反応はあまり意識されていない．もちろん日常診療はそれでも合格点である．しかし白癬も感染症であるから，免疫応答がある．本稿では，白癬菌に対する免疫応答について概説する．白癬菌に対する生体反応を意識すると，臨床像の成り立ちが理解でき，効果の高い治療を組み立てることができる．なお，本総説は以前の同様の内容の拙著総説[1)2)]

に手を加えたものであり，その性質上，この以前の総説と内容が大部分重なることをあらかじめお断りしておく．また，筆者は免疫の専門家ではないので，やや古い情報や，真菌一般論であって必ずしも白癬には当てはまらない内容，細かな間違いなどがあるかもしれないが，ご容赦いただきたい．臨床家の立場から執筆しているので，臨床の質を向上させるための考え方をお伝えする総説としてお読みいただくのが本稿の目的である．

自然免疫

一般に免疫というと，獲得（適応）免疫（acquired[adaptive]immunity）のことを意味することが多い．獲得免疫は外来異物の刺激に応じて後天的に形成される．高度な特異性と免疫記憶を特徴とし，T細胞受容体とB細胞の産生する抗体が異

* Yuichiro TSUNEMI，〒350-0495 埼玉県入間郡毛呂山町毛呂本郷38 埼玉医科大学皮膚科，教授

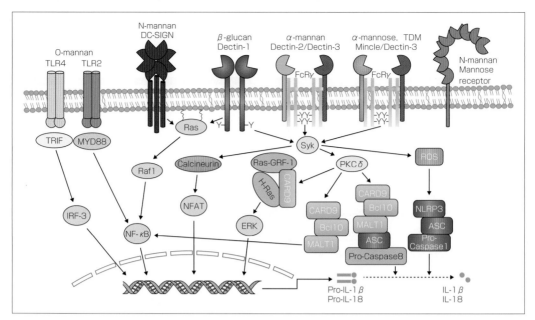

図 1. 病原体関連分子パターン（pathogen-associated molecular patterns；PAMPs）とそれを認識するパターン認識受容体（pattern recognition receptors；PRRs）およびアダプター分子（adaptor proteins）を介したシグナル伝達機構（文献 3 をもとに作成）

PRRs は PAMPs の特定の構造を認識し，下流のアダプター分子を活性化させ，シグナルを伝達し，サイトカインやケモカインの産生につながる．アダプター分子 CARD9 は様々な PRRs の下流のシグナルを伝達する真菌センシングにおける重要な分子である．dectin-1 や dectin-2，dectin-3，mincle，DC-SIGN などの CLRs が真菌成分を認識すると，Syk や Raf1 を介する経路でシグナルが伝達される．Syk は CARD9/Bcl-10/MALT1 複合体を介して NF-κB 経路を活性化する．また，Ras-GRF1 を活性化し，CARD9 を介して H-Ras を動員し，ERK の活性化に至る．さらに NF-AT を活性化する．また，活性酸素（reactive oxygen species；ROS）を介して，NLRP3 インフラマソームを集合させて活性化し，pro-IL-1β と pro-IL-18 を切断して活性体に変換する．

物を認識する．T 細胞受容体や抗体は，その遺伝子がリンパ球の分化過程で再編され，さらに変異が導入されることにより，膨大な多様性を持つ．ただし，その機構の性質上，発動に時間を要する．これに対して，最近注目されているのが自然免疫（innate immunity）である．これは先天的に備わった免疫であり，パターン認識受容体（pattern recognition receptors；PRRs）で微生物などに共通する（保存された）特徴的分子パターンである病原体関連分子パターン（pathogen-associated molecular patterns；PAMPs）を認識する．PRRs はゲノムにコードされたままの形で利用されるため，病原体の侵入に対して即座に対応できる．PRRs が PAMPs を認識すると，アダプター分子（adaptor proteins）を介して，シグナル伝達のカスケードが作動し，サイトカインや抗菌ペプチド

の産生などの反応が起こる．自然免疫は侵入した病原体を排除しようとすると同時に，獲得免疫を始動させ，その方向性を決める働きをしている．自然免疫は獲得免疫にとっても重要である．実は，獲得免疫は脊椎動物に固有で，大部分の生物は自然免疫のみで外来微生物に対峙している．

　PRRs には構造と機能から，Toll-like receptors（TLRs）や C-type lectin receptors（CLRs），retinoic acid inducible gene（RIG）-like receptors（RLRs），nucleotide-binding and oligomerization domain（NOD）-like receptors（NLRs），absent in melanoma 2（AIM2）-like receptors（ALRs）がある．それぞれファミリーであり，例えば TLRs には TLR1, 2, 3……とあり，CLRs には dectin-1 や dectin-2，dectin-3，mincle，DC-SIGN などがあり，それぞれ特定の構造を認識する（図1）[3)4)].

真菌に対する自然免疫

真菌の細胞壁の成分の PAMPs が PRRs に認識される．PRRs のなかで特に CLRs は真菌免疫に重要である[3)4)]．例えば dectin-1 は様々な真菌の細胞壁の β-glucans を，dectin-2 は α-mannans を認識し，これらの CLRs のシグナルは Syk→CARD9/Bcl-10/MALT1→NF-κB などの経路で伝達される．そのほかに Raf-1 kinase 経路や NLRP3/caspase-1 や MALT1/caspase-8 インフラマソームの経路もある[3)4)]（図1）．CLRs や TLsR が白癬菌を認識すると NF-κB 経路により pro-IL-1β が産生され，また，NLRP3-ASC-caspase-1 のインフラマソームが形成され，その caspase によって pro-IL-1β が切断されて活性体 IL-1β になる[4)]．IL-1β はサイトカイン産生や貪食などを誘導する重要な炎症性サイトカインである．CLRs と下流の Syk-CARD9 のシグナル伝達経路は単球，マクロファージ，好中球，樹状細胞などの骨髄系細胞以外に，表皮細胞を含む上皮系細胞にも発現している[3)4)]．様々な報告を総合すると，dectin-1 や dectin-2 は白癬菌を認識する[3)4)]．TLRs からのシグナルは myeloid differentiation primary response 88（MyD88）と TIR domain-containing adapter-inducer interferon-β（TRIF）を介して伝わる[4)]．TLRs からのシグナルは CLRs のシグナルと協同することで真菌に対する反応を修飾するとされる[3)4)]．複数の研究から TLR-2 や TLR-4 が白癬菌の認識に関わっている可能性がある[4)]．

表皮細胞は TLRs や CLRs，NLRs を発現し，真菌免疫の最前線に位置し，真菌を認識し，サイトカインやケモカイン（IL-8/CXCL8 など）を分泌し，カテリシジンや β ディフェンシンなどの抗菌ペプチドを産生する[4)]（図2）．CXCL8 は好中球を遊走させる．好中球は白癬の際に最初に動員される白血球であり，白癬菌を貪食し，種々のサイトカインを産生し，neutrophil extracellular traps（NETs）を形成する[4)]．表皮細胞は物理的バリアと

なるだけではなく，皮膚固有の免疫を開始することで白癬菌に対峙する．PRRs で真菌を認識すると樹状細胞，マクロファージ，好中球などの骨髄系細胞や表皮細胞は IL-23，IL-6，pro-IL-1β，TGF-β などを産生する．TGF-β および IL-6 は STAT3 を活性化させ，リンパ球を Th17 細胞に分化させ，IL-23 はその活性化維持に重要である．Th17 細胞は IL-17 や IL-22 を産生する[4)]．IL-17 や IL-22 は表皮細胞に種々のサイトカインや抗菌ペプチドを産生させ，増殖を促進する[4)]．

Dectin-1 や STAT3，CARD9 の変異による Th17 の低下は広範囲または深在性の慢性的な白癬の原因となる[4)]．このように Th17 免疫は白癬に対する免疫に重要である[4)]．

免疫の観点から
皮膚真菌症の臨床を考える

表皮細胞は自然免疫機構として CLRs や TLRs といった白癬の菌体構成成分を認識する受容体を有している．そのため，前述のように表皮細胞は白癬菌と接すると菌を排除するための機構を作動させる（図3）．体部白癬が環状の皮疹を形成することは，とても有名なことである（図4）．また，足白癬の臨床症状の改善後，すぐに外用療法をやめると再発することもよく経験される．これらの現象は病原体だけを考えていては理解できない．生体反応の観点が必要である．

白癬菌は角層に寄生するが，角層が薄い生毛部に起こる体部白癬では，白癬菌が表皮細胞と容易に接するため炎症が引き起こされ，紅斑や瘙痒が生じる（図5）．菌体成分を察知すると表皮のターンオーバーも速くなり白癬菌を押し出す．臨床的には鱗屑として認識される．さらに，表皮細胞からのカテリシジンなどの抗菌ペプチドの産生も増加する．結果として白癬菌は排除され，まだ自然免疫の機構に認識されておらず炎症の起こっていない外側に逃れる．そのため，臨床的には病変は中心治癒傾向を示しながら外方に向かって拡大し環状になる．ステロイドを外用すると炎症やター

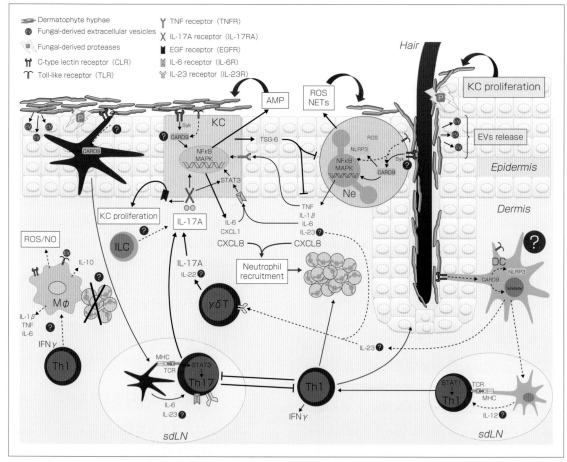

図 2. 白癬菌に対する免疫応答（文献 4 をもとに作成）

白癬菌は主に骨髄系細胞と表皮細胞（KC）の CLRs や TLRs を介して認識される．表皮細胞は白癬菌を感知し，カテリシジンやβディフェンシンなどの抗菌ペプチド（AMP）を産生し，好中球を動員するなど炎症を誘発するメディエーター（IL-6，CXCL8 など）を放出する．好中球は白癬菌を認識すると，炎症性メディエーターを放出し，これは KC の活性化を促進し，また，より多くの炎症性白血球を動員する．さらに，おそらく IL-23 を通じてリンパ球からの IL-17 や IL-22 産生を促進する．好中球はまた，活性酸素（ROS）と neutrophil extracellular traps（NETs）を分泌して白癬菌を殺菌する．獲得免疫に関しては，ランゲルハンス細胞（LC）は表皮に位置し，白癬菌を感知し，所属リンパ節に移動し，Th17 分化を促進する．Th17 細胞や自然リンパ球（γδT や ILC）によって産生される IL-17，IL-22 により，KC は活性化し，増殖が促進し，抗菌ペプチドを産生し，真菌の侵入や増殖を阻害する．

KC；keratinocyte，LC；Langerhans cell，DC；dendritic cell，Ne；neutrophil，ILC；innate lymphoid cell，Mø；macrophages，sdLN；skin draining lymph node，CLR；C-type lectin receptor，TLR；Toll-like receptor，NLR；nucleotide-binding oligomerization domain（NOD）-like receptor，IL-17RA/IL-17RC；interleukin 17 receptor A/C，TCR；T cell receptor，MHC；major histocompatibility complex，AMP；antimicrobial peptides，ROS；reactive oxygen species，NO；nitric oxide，NETs；neutrophil extracellular traps，P；proteases，EV；extracellular vesicles

ンオーバーは抑制され中心治癒傾向がなくなり，異型白癬といわれる状態となる．

一方，足底など角層の厚い部分では白癬菌が表皮細胞と接する機会が少ないため，臨床的に変化が少ない（図 5）．実際，足白癬で瘙痒を伴う頻度は 10％程度とされる．つまり，症状がないからといって白癬菌がいないとはいえず，一見症状のないところにも白癬菌は存在する．よって治療の際には，抗真菌薬は臨床症状がない部分も含め，角層の厚い部分，すなわち足底，趾間，足縁，アキ

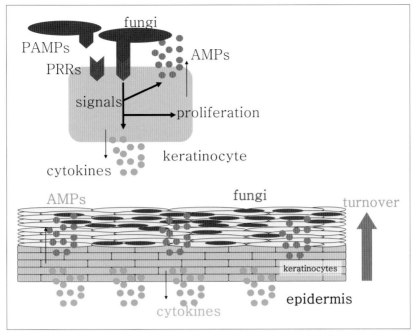

図 3. 表在性皮膚真菌症における自然免疫（筆者作成）
表在性皮膚真菌症では，表皮細胞が最前線の主役となる．表皮細胞のパターン認識受容体（pattern recognition receptors；PRRs）によって真菌の構成成分の病原体関連分子パターン（pathogen-associated molecular patterns；PAMPs）が認識されると，シグナルが伝達され，表皮細胞のターンオーバーが速くなり，真菌を押し出す．また，抗菌ペプチド（antimicrobial peptides；AMPs）を産生し，真菌に対抗する．さらに，サイトカインが産生され，真皮の種々の免疫細胞を活性化する．

レス腱部まで全体に外用しなければならない（図6）．白癬菌が増殖し角層の下層にまで及ぶと，表皮細胞に認識され，炎症が起こり，ターンオーバーも速くなる．そうすると水疱や鱗屑といった臨床症状が生じる．ここで抗真菌薬を使用すると白癬菌の増殖が止まるため，角層の上昇に伴って押し上げられ，白癬菌が表皮細胞と接触しなくなり，炎症が消退する．一見治癒したようにみえるが，角層上部に白癬菌は残存している．ここで抗真菌薬を中止すると，白癬菌は再び増殖を始め，再燃する．逆に，臨床症状消失後も角層のターンオーバーの期間外用を継続すれば，白癬菌は完全に押し出されるため治癒する（図5）．足底の角層のターンオーバーは1〜2か月であるから，臨床症状消失後もそのくらいの期間は外用を継続することが必要になる．

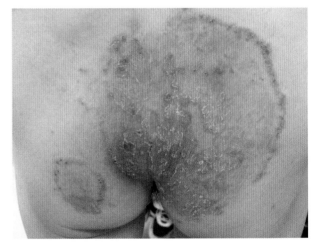

図 4. 体部白癬の臨床像
鱗屑を伴った環状の紅斑で，外方に向かって拡大し，中心治癒傾向を示す．

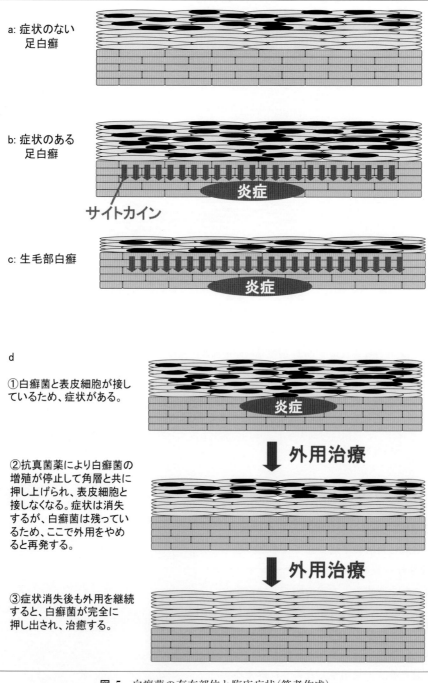

a: 症状のない 足白癬

b: 症状のある 足白癬

炎症

サイトカイン

c: 生毛部白癬

炎症

d

①白癬菌と表皮細胞が接しているため、症状がある。

炎症

外用治療

②抗真菌薬により白癬菌の増殖が停止して角層と共に押し上げられ、表皮細胞と接しなくなる。症状は消失するが、白癬菌は残っているため、ここで外用をやめると再発する。

外用治療

③症状消失後も外用を継続すると、白癬菌が完全に押し出され、治癒する。

図 5. 白癬菌の存在部位と臨床症状（筆者作成）

a：足白癬で白癬菌が角層の表層にしか存在しないときには白癬菌が表皮細胞と接する機会が少ないため，臨床的に変化が少ない．症状がないからといって白癬菌がいないわけではない．

b：足白癬で白癬菌が増殖し角層の下層にまで及ぶと，表皮細胞に認識され，炎症が起こる．そうすると水疱や鱗屑といった臨床症状が生じる．

c：生毛部白癬では角層が薄いため，すぐに白癬菌と表皮細胞が接して炎症が起こる．体部白癬に瘙痒を伴うことが多いゆえんである．

d：① 角層の下層まで白癬菌が増殖して症状のある足白癬に抗真菌薬を使用すると，白癬菌の増殖が止まるため，白癬菌は角層の上昇に伴って押し上げられ，表皮細胞と接触しなくなり，炎症が消退する．② 一見治癒したようにみえるが，角層上部に白癬菌は残存している．ここで抗真菌薬を中止すると，白癬菌は再び増殖を始め，再燃する．③ 逆に臨床症状消失後も角層のターンオーバーの期間外用を継続すれば，白癬菌は完全に押し出され治癒する．

文　献

1) 常深祐一郎：オーバービュー〜真菌と免疫〜．皮膚アレルギーフロンティア，**14**(1)：7-12，2016.
2) 常深祐一郎：皮膚真菌症と Th17. 皮膚アレルギーフロンティア，**17**(2)：97-103，2019.
3) Tang J, Lin G, Langdon WY, et al：Regulation of C-type lectin receptor-mediated antifungal immunity. *Front Immunol*, **9**：123, 2018. doi：10.3389/fimmu.2018.00123.
4) Burstein VL, Beccacece I, Guasconi L, et al：Skin immunity to dermatophytes：from experimental infection models to human disease. *Front Immunol*, **11**：605644, 2020. doi：10.3389/fimmu.2020.605644.

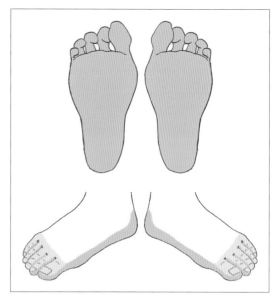

図 6. 足白癬の塗布範囲の図
抗真菌薬は臨床症状がない部分も含め，足底，趾間，足縁，アキレス腱部まで全体に外用しなければならない．

Monthly Book

デルマ Derma. No.255

皮膚科医向けオールカラー月刊誌

皮膚科治療薬処方ガイド
—年齢・病態に応じた薬の使い方—

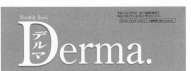

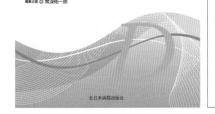

好評

2017年4月 増刊号
編集企画：**常深祐一郎**（東京女子医科大学准教授）
定価 6,160 円（本体 5,600 円＋税）　B5 判　216 ページ

治療薬が主役の実践的解説書
皮膚科診療で使用される薬剤についての最前線をまとめた一書です．処方量はどうすべきか，併用禁忌薬は何か，小児や妊婦などの患者さんに処方する際の注意点は何か，診療に即した内容でエキスパートが解説．
治療薬ごとに項目立てされており，処方前に浮かんだ疑問点をすぐに解決することができる充実の内容となっております．

目次

（株）全日本病院出版会
www.zenniti.com

〒113-0033　東京都文京区本郷 3-16-4　　電話（03）5689-5989　　FAX（03）5689-8030

MB Derma, **310**：41-47，2021.

◆特集／白癬を究める

爪白癬の治療戦略

福田知雄*

Key words：爪白癬(Tinea unguium)，治療戦略(treatment strategy)，病型分類(classification of disease types)，内服薬(oral medicine)，外用薬(external use medicine)

Abstract 白癬はヒトに感染する最も一般的な病原真菌であり，爪白癬は日本人の10人に1人が罹患していると推察されている．爪白癬は白癬のなかで最も難治と考えられている疾患で，その治療には昔から難渋してきた．近年，爪白癬に優れた効果を示す外用液が2種類，内服薬が1種類続けて発売され，本邦で爪白癬に保険適用のある治療薬は内服薬3剤，外用薬2剤となり，治療薬の選択肢が増えた．しかしながら，不確かな診断での治療，病型に適さない治療法の選択，治療を開始しても治癒前に治療を止めてしまう脱落率の高さなどの問題もあり，爪白癬治療はいまだ難治なままに留まっている．

2019年の年末に皮膚真菌症診療ガイドラインが10年ぶりに改訂され，日本皮膚科学会雑誌に掲載された．爪白癬に関しては，多様性のある爪真菌症の現状に則した新しい病型分類の紹介と，内服薬3剤，外用薬2剤それぞれについて爪白癬治療に有用か否かのclinical question が設定され，各質問に対して解説がなされている．収集されたエビデンスを基に，内服薬3剤には推奨度Aが，外用薬2剤には推奨度Bが付与された．

はじめに

爪白癬は日本人の10人に1人が罹患していると推察されている，日常診療でよくみかける疾患である[1]．自覚症状がなく放置されることが多く，治療を開始したとしても治癒する前にドロップアウトする確率も高い．白癬のなかで最も難治で，その治療には昔から難渋してきた．近年，爪白癬に保険適用のある外用液が2種類，内服薬が1種類立て続けに発売され，現在選択可能な爪白癬治療薬は内服薬3剤，外用薬2剤となった．爪白癬に対する治療戦略を立てるには，これら治療薬5種類の特性を正しく理解し，適切に使い分ける必要がある．

診 断

1．病型分類

2019年の年末に皮膚真菌症診療ガイドラインが10年ぶりに改訂され，日本皮膚科学会雑誌に掲載された[2]．爪白癬に関しての改訂ポイントの1つが，多様性のある爪真菌症の現状に則した新しい病型分類の紹介である．爪真菌症の病型は，遠位側縁爪甲下爪真菌症(distal and lateral subungual onychomycosis；DLSO，図1)，表在性白色爪真菌症(superficial white onychomycosis；SWO，図2)，近位爪甲下爪真菌症(proximal subungual onychomycosis；PSO，図3)，全異栄養性爪真菌症(total dystrophic onychomycosis；TDO，図4)，カンジダ性爪真菌症(candidial onychomycosis)の5種類を代表とし，爪白癬ではこのなかのカンジダ性爪真菌症を除いた4型の病型分類が以前からよく用いられている．新しいガイドラインでは英国皮膚科学会のガイドラインを参

* Tomoo FUKUDA，〒350-8550 川越市鴨田
1981 埼玉医科大学総合医療センター皮膚科，
教授

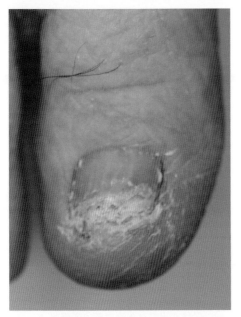

図 1. 遠位側縁爪甲下爪真菌症（distal and lateral subungual onychomycosis；DLSO）

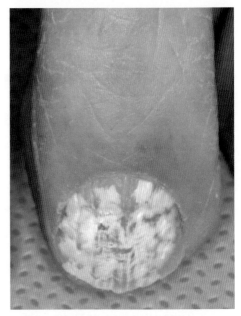

図 2. 表在性白色爪真菌症（superficial white onychomycosis；SWO）

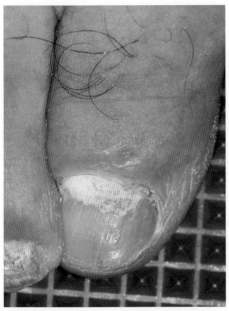

図 3. 近位爪甲下爪真菌症（proximal subungual onychomycosis；PSO）

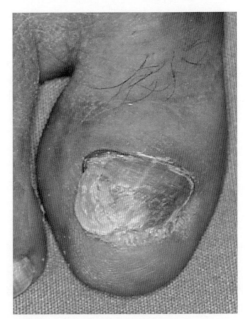

図 4. 全異栄養性爪真菌症（total dystrophic onychomycosis；TDO）

考に，いくつかの新しい病型を紹介している[3]．その1つがendonyx onychomycosis で，全層性爪真菌症と訳される爪のほぼ全層が侵されるが，爪甲の肥厚がみられない病型である．また，爪白癬は単純に DLSO，SWO，PSO に分けられるものではなく，いくつかの病型が合併することも多いた

め，混在したものを mixed pattern onychomycosis と称するとしている．

亜型として，線状，楔状に白濁部が爪甲内に入り込んだ楔形，爪甲が爪床から浮いた爪甲剝離などの病型がある．楔形では一種のバイオフィルムと考えられる多数の菌糸と胞子の塊（dermato-

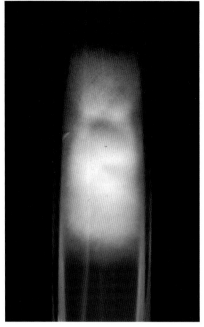

図 5. サブローブドウ糖寒天培地（斜面）に接種し, 25℃ 下, 14 日間培養時の白色絨毛状コロニー（*T. rubrum*）

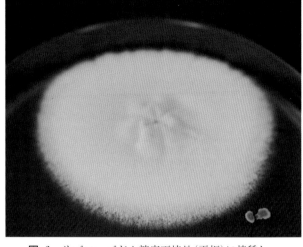

図 6. サブローブドウ糖寒天培地（平板）に接種し, 25℃ 下, 21 日間培養時の白色粉末状コロニー（*T. interdigitale*）

phytoma）を形成していることが多い.

2. 真菌検査

爪の変形の原因となる疾患は白癬のほか, 掌蹠膿疱症, 尋常性乾癬, 扁平苔癬, 厚硬爪甲, 爪下腫瘍など多岐にわたり, 視診のみで診断するのは危険である. 誤診を避け適切な治療を行うためには, 治療開始前に真菌検査が必須であることが新ガイドラインにおいても強調されている[2].

a）直接鏡検

原因菌の同定には培養検査が必要であるが, 白癬では培養同定に 2 週間以上かかることが多いため, 迅速診断ができる直接鏡検が優先的に行われる. 直接鏡検で隔壁のある比較的太い菌糸と分節胞子がみられれば, 白癬と診断できる. 直接鏡検の陽性率を上げるためにはサンプルの質が重要で, 検体は菌の viability の高い, できるだけ健常部に近い部位から採取するのが理想とされる. DLSO, TDO, 爪甲剝離型の場合は剝離部位や爪の先端部分を除去した後, 爪床に近い深部を検査材料にする. PSO, 楔形では白濁部の表面をニッパ型爪切り, グラインダーなどで穴をあけ, 爪床に近い深部の検体を採取する. SWO では白濁し

た爪の表面をメス, グラインダーなどで削り, 検体採取を行う.

b）真菌培養

爪真菌症の原因菌は必ずしも白癬とは限らない. *Aspergillus* 属, *Acremonium* 属, *Fusarium* 属など, 白癬以外の真菌を原因とする非白癬性爪真菌症は爪真菌症全体の 1.45〜17.6％ と報告されている[4]. 手指の爪ではカンジダが一定の割合で検出されてくる.

真菌培養には, クロラムフェニコール添加サブロー培地またはマイコセル培地（クロラムフェニコールとシクロヘキシミドを添加したサブロー培地）を一般的に用いる. 白癬, カンジダ以外の真菌, 細菌が生えてくる可能性があるときは, 菌の発育を阻止しないよう抗生剤無添加のサブロー培地を用いる必要がある.

爪白癬は, ごく一部を除き *Trichophyton rubrum*, *T. interdigitale* の 2 種類が原因菌であるため, 真菌培養で白色絨毛状コロニーが生えてくれば *T. rubrum*, 白色粉末状コロニーであれば *T. interdigitale* とほぼ言い切ってよい（図 5, 6）. この 2 種類とカンジダの乳白色ペースト状コロニー

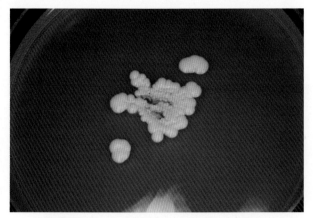

図 7. サブローブドウ糖寒天培地(平板)に接種し，25℃下，7日間培養時の光沢ある乳白色のペースト状コロニー(*C. albicans*)

(図7)を覚えておけば，自身での大まかな同定が可能となる．

治療

1．内服療法

爪白癬は自覚症状がないため放置する患者が多く，時間の経過でほかの爪にも感染が拡がることになる．病変が複数の爪に及ぶときは，すべての病爪を同時に治療できる内服療法が望ましい(図8)．内服薬はSWO，楔形など不得意な病型はあるものの，基本的には病型を選ばずに治療を行うことができる．現在用いることのできる内服薬は，1993年発売のイトラコナゾール，1997年発売のテルビナフィン，2018年発売のホスラブコナゾールの3剤である．

内服薬に共通する問題点としては，患者が種々の理由をつけて内服薬を選択しない[5)6)]，内服を開始しても途中で脱落する割合が高い[7)8)]などが挙げられる．内服薬の選択率が低い理由は，高齢，多剤内服，併用禁忌薬，副作用，定期的採血の負担，費用が高いなど様々であるが，併用禁忌薬，副作用以外の理由は丁寧な説明で忌避感を払拭するしかない．脱落率を下げるには，爪白癬の治療は完遂しなければ意味がないことを患者に十分理解させるとともに，通院ごとの爪切りや治療効果を認識させるための計測/写真撮影など，患者の通院意欲を増すための工夫が必要となる．

a）イトラコナゾール

トリアゾール系の抗真菌薬で，幅広い抗菌スペクトルを有している．爪白癬には400 mgパルス療法(400 mgを1週間連日内服，3週間休薬)を3回繰り返すことが認可されている．3コースで治療が完遂する治療期間の短さが本法の最大の特徴である．他剤同様，真菌細胞膜のエルゴステロール合成を阻害し真菌の発育を抑える．大きな欠点として，薬剤の代謝酵素である肝臓のチトクローム P-450 のヘム蛋白に結合するため他剤との相互作用が生じ，併用禁忌，併用注意薬が非常に多い．そのため本剤の適用は基本，併用薬に問題のない患者に限られる．

新ガイドラインにおいて本剤が爪白癬に対し有用か否かの clinical question(CQ)が設定された．エビデンスでテルビナフィンに有意差をつけられたものもあったが，2000年以降に発表された7件の比較試験で両薬剤に有意な差がみられなかったことより，本剤にもテルビナフィンと同じ推奨度 A が付与された[2)]．

b）テルビナフィン

アリルアミン系の抗真菌薬で，特に白癬に対して強い抗菌活性がある．承認時，海外での死亡報告例があったため，投与前，投与中の定期的血液検査が義務付けられている．爪白癬には長めの6か月間，連続投与することが推奨されている．期間が長いためか，治療を途中で中断する患者の割合が報告によっては5割弱とかなり高い[8)]．

新ガイドラインにおいて爪白癬治療に有用か否かの CQ が設定され，エビデンスレベルの高いシステマティックレビュー，ランダム化比較試験の結果などより推奨度 A が付与された[2)]．

c）ホスラブコナゾール

トリアゾール系の抗真菌薬で，爪白癬のみに保険適用がある．ラブコナゾールをプロドラッグ化したことによって吸収率が飛躍的に向上し，1日量100 mgを12週間連続投与で十分な効果が得られるようになった．イトラコナゾールのような併用禁忌薬はなく，併用注意薬としてシンバスタチ

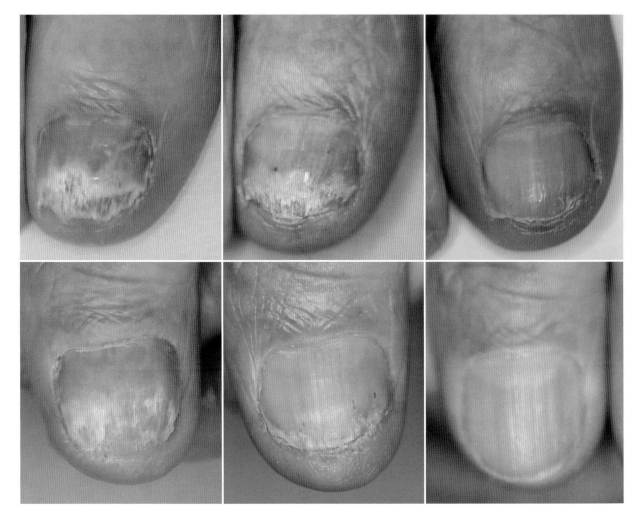

a | b | c
d | e | f

図 8. 70 歳代, 男性. 多数の指趾に罹患爪を認める. ホスラブコナゾール内服での治療例
　　a：治療前（右母趾）　　　b：内服 12 週後　　　c：内服終了半年後
　　d：治療前（右拇指）　　　e：内服 12 週後　　　f：内服終了半年後

ン，ミダゾラム，ワーファリンの記載があるのみである. 投与開始前の真菌検査による確定診断が義務付けられている. 主な副作用として肝機能障害を生じることがあるため，肝機能検査を適宜行うことが推奨されている.

　新ガイドラインにおいて爪白癬治療に有用か否かの CQ が設定され，国内第 III 相試験における 59.4% という高い完全治癒率より，イトラコナゾール，テルビナフィンに劣ることはないと判断され，推奨度 A が付与された[2].

d）治療効果を高めるための工夫

　ニッパ型爪切り，グラインダーなどを用いて病爪を物理的に除去し，菌量を減らして治療効果を上げるという方法がある. 内服薬が元々効きにくい楔形や爪甲剥離型を伴っている症例では，内服開始前に行っておくと効果的である.

　難治が予想される症例では，内服薬と外用薬の併用が効果を高める方法として考えられる[9]. 本邦では併用を保険で認めていないが，難治例では考慮すべき症例があるように思われる.

2．外用療法

　外用療法はすべての病型に等しく効くわけではなく，新ガイドラインでも中等症以下の DLSO への使用を推奨している[2]（図 9）. またそれとは別に，SWO，楔形，爪甲剥離型など元々内服療法が不得意とする病型の爪白癬では，むしろ積極的に

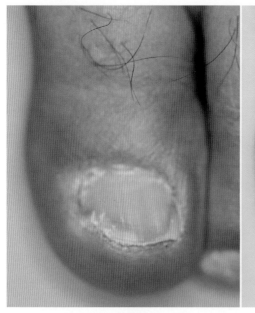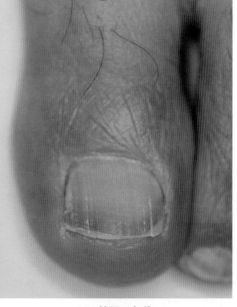

a．治療前　　　　　　　　　　　b．外用1年後

図 9. 60歳代，男性．5%ルリコナゾール外用液での治療例

外用療法を選んだほうがよい場合がある．

a）エフィナコナゾール[10]

トリアゾール系の抗真菌薬で，2014年に本邦初の爪白癬治療外用薬として発売された．これまでの抗真菌外用薬と異なり，ケラチンへの吸着率が低く，ケラチンからの遊離率も高いことで爪を透過するのが最大の特徴である．国際多施設共同第Ⅲ相試験での完全治癒率は17.8%，15.2%と低いように思われるが，保険適用のない抗真菌外用薬の単純塗布ではほぼ治らなかったのに比べると大きな違いがある．外用療法の問題点として，なかなか効果のみられない症例をどうするかの判断が難しい．1年を過ぎてから軽快傾向のみられる症例もあるため，見切りどきに悩むことが多い．

新ガイドラインにおいて爪白癬治療に有用か否かのCQが設定され，推奨文では，肝機能障害等で内服が困難，あるいは内服薬を希望しない中等症以下の爪白癬患者への外用が勧められている．全身療法の内服に対し，局所療法として推奨度はBに抑えられた[2]．

b）ルリコナゾール[11]

イミダゾール系の抗真菌薬で，2016年に2剤目の爪白癬治療外用薬として発売された．ルリコナゾール外用薬は，白癬を含む多くの真菌に最小発育阻止濃度（MIC）を持つ抗真菌外用薬として知られているが，本剤は従来品の濃度を5倍に上げて，爪用として発売してきたものである．エフィナコナゾールと違い，ケラチンへの親和性は高く，徐放性に働くのを特徴とする．国内多施設共同第Ⅲ相試験での完全治癒率は14.9%と，エフィナコナゾールとほぼ同等の効果が期待できる．

新ガイドラインにおいて爪白癬治療に有用か否かのCQが設定され，エフィナコナゾールと同じ文章の推奨文，解説が記載された．推奨度も同じくBが付与された[2]．

c）治療効果を高めるための工夫

完全治癒率は2剤とも20%未満と低いため，単純塗布で効果が得られない場合の工夫は必要である．ニッパ型爪切り，グラインダーなどを用いた病爪の物理的除去は，可能な限り行ったほうがよい．特に難治とされるTDO，楔形では，病爪を薄くする，爪甲に穴を開けるなどの前処置を行うことで治療効果が明らかに高まるため，行うことを推奨する．

おわりに

爪白癬が難治であることに変わりはないが，爪白癬治療薬の種類が増えたことで治療の幅が広

がった. 内服薬 3 剤, 外用薬 2 剤にはそれぞれの特性があり, どれが絶対の第一選択ということはない. しかしながら, 有効性, 特に完全治癒率で比べると, 外用薬に比べ内服薬が優位に立つのは明らかである. 外用薬は病型, 重症度を考えての選択がより望ましい. いずれの選択をした場合でも, その治療で絶対治癒するとは限らないため, 反応が悪い場合は適宜治療薬の変更を考慮する必要がある.

文 献

1) 仲 弥, 宮川俊一, 服部尚子ほか:足白癬・爪白癬の実態と潜在罹患率の大規模疫学調査(Foot Check 2007). 日臨皮会誌, **26**:27-36, 2009.

2) 日本皮膚科学会皮膚真菌症診療ガイドライン改訂委員会(委員長:望月 隆):日本皮膚科学会皮膚真菌症診療ガイドライン 2019. 日皮会誌, **129**:2639-2673, 2019.

3) Ameen M, Lear JT, Madan V, et al:British Association of Dermatologists' guidelines for the management of onychomycosis 2014. *Br J Dermatol*, **171**:937-958, 2014.

4) Tosti A, Piraccini BM, Lorenzi S:Onychomycosis caused by nondermatophytic molds:clinical features and response to treatment of 59 cases. *J Am Acad Dermatol*, **42**:217-224, 2000.

5) 常深祐一郎, 中野 眞:爪白癬治療の実態把握のためのアンケート調査結果. 日臨皮会誌, **32**:700-709, 2015.

6) 常深祐一郎:爪白癬の病型と重症度ごとの治療薬選択と治療薬に対する評価のアンケート調査. 日臨皮会誌, **33**:630-636, 2016.

7) Iozumi K, Hattori N, Adachi M, et al:Long-term follow-up study of onychomycosis:cure rate and dropout rate with oral antifungal treatments. *J Dermatol*, **28**:128-136, 2001.

8) 丸口幸也:テルビナフィン内服による爪白癬の治療上の問題点―426 人の治療成績と副作用. 新薬と臨牀, **52**:1413-1421, 2003.

9) Baran R, Sigurgeirsson B, de Berker D, et al:A multicentre, randomized, controlled study of the efficacy, safety and cost-effectiveness of a combination therapy with amorolfine nail lacquer and oral terbinafine compared with oral terbinafine alone for the treatment of onychomycosis with matrix involvement. *Br J Dermatol*, **157**:149-157, 2007.

10) 巽 良之:新規爪白癬治療薬エフィナコナゾール(クレナフィン爪外用液 10%)の薬理学的特性と臨床試験成績. 日薬理誌, **145**:250-258, 2015.

11) 島村 剛, 宮前亜紀子, 今井絢美ほか:爪真菌症:外用爪白癬治療薬の特性比較. *Med Mycol J*, **57**:J141-J147, 2016.

Monthly Book Derma. 創刊20周年記念書籍

そこが知りたい 達人が伝授する
日常皮膚診療の極意と裏ワザ

■編集企画：**宮地　良樹**
（滋賀県立成人病センター病院長／京都大学名誉教授）
B5判　オールカラー　2016年5月発行
定価13,200円（本体12,000円＋税）
380ページ

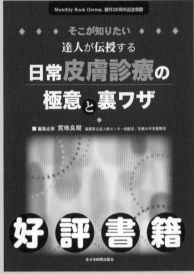

おかげをもちまして創刊20周年！
"そこが知りたい"を詰め込んだ充実の一書です‼
新薬の使い方や診断ツールの使いこなし方を分かりやすく解説し，日常手を焼く疾患の治療法の極意を各領域のエキスパートが詳説．「押さえておきたいポイント」を各項目ごとにまとめ，大ボリュームながらもすぐに目を通せる，診療室にぜひ置いておきたい一書です．

好評書籍

（株）全日本病院出版会

〒113-0033　東京都文京区本郷3-16-4
TEL：03-5689-5989　FAX：03-5689-8030
www.zenniti.com

MB Derma, 310：49-57，2021.

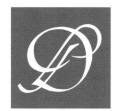

◆特集／白癬を究める

頭部白癬の診断と治療

比留間淳一郎*　　比留間政太郎**

Key words：頭部白癬(Tinea capitis)，皮膚糸状菌(dermatophytes)，易抜毛性(broken-off hairs)，ダーモスコピー検査(dermoscopy)，ウッド灯検査(Wood lamp examination)，KOH 検査と真菌培養(direct microscopy and culture)，経口抗真菌薬(oral antifungal drugs)

Abstract　頭部白癬は日本においては減少傾向にあり，日常診療では誤診されて不適切な治療を受けている患者が多い．原因菌はほとんどの皮膚糸状菌が含まれ，臨床症状も様々である．共通する点は，毛髪の病気であるため，脱毛，易抜毛性があることである．診断には，ダーモスコピー検査，ウッド灯検査，KOH 検査，真菌培養が必要である．治療にはイトラコナゾール，テルビナフィン塩酸塩，ホスラブコナゾールなどの内服治療が必要である．しかし，罹患率の高い小児への保険適用はなく，特にホスラブコナゾールは大人も含めて本症へ保険適用はない．また，いずれの薬剤も本症に対する投与量，投与期間の明確な指針もない．今日，日本においても *Microsporum canis* や *Trichophyton tonsurans* 感染症が再び増加しており，本症の診断と治療に精通する必要がある．

はじめに

　今日，日本では頭部白癬を診察したことがないという皮膚科医も稀ではなく，日常診療では誤診されて不適切な治療を受けている患者が多い．世界的にみると本症は普通の病気であり，診断と治療は極めて大切である．日本でも戦前は男児の1～3%が本症に罹患していたといわれるが，戦後の衛生状態の改善とともに急激に減少した[1]．しかし最近は，外国から持ち込まれた *Microsporum* (*M.*)*canis* や *Trichophyton* (*T.*)*tonsurans* の感染症が再び増加しており，また外国人旅行者，移住者が増加しており，本症の診断と治療に精通する必要がある．今回は本症について外国[2]~[4]と日本の総説[1][5]を参考にしてまとめた．

---

* Junichiro HIRUMA, 〒193-0998 八王子市館町 1163　東京医科大学八王子医療センター皮膚科，助教
** Masataro HIRUMA, お茶の水真菌アレルギー研究所，所長

頭部白癬の診断

1．定義，概念

　頭部白癬は皮膚糸状菌による毛髪(頭髪，眉毛，睫毛)の感染症である[4]．本症の原因菌は多種にわたり，ほとんどの皮膚糸状菌(ただし *Epidermophyton* 属は毛髪に寄生しない)が含まれる．原因菌は時代により，地域により，移民・難民の移動により変化する．臨床症状も原因菌(菌により毛髪への寄生形態が異なること)により，また，宿主の免疫反応の違い(ステロイド外用薬の誤用も含まれる)により様々で，炎症の弱いものから強いもの(ケルスス禿瘡)まで様々である．共通する点は，毛髪の病気であるため，よく観察すると脱毛，易抜毛性があることである．また，同時に診断に際しても，毛髪に菌が寄生していることを KOH 検査で証明する必要がある．

2．疫学と原因菌

　戦前日本では，学童の 1.0～3.2%が罹患しており，主要菌種は *M. ferrugineum* であったが，戦

表 1. 皮膚糸状菌の毛髪への寄生形態とウッド灯検査所見(*)（文献 1 より改変）

A. **毛内性寄生**
　　大胞子菌性寄生（5 μm 以上の分節分生子が毛内に連鎖状に充満）
　　　T. tonsurans, *T. violaceum*
B. **毛外性寄生**
　　(1) 小胞子菌性寄生（毛外性に 3 μm 程度の分節分生子が石垣状，モザイク状に配列，連鎖にはならない）
　　　　*M. audouinii**, *M. canis**, *M. ferrugineum**
　　(2) 類小胞子菌性寄生（毛外性に 3 μm 程度の分節分生子が連鎖状に配列）
　　　　T. mentagrophytes
　　(3) 大胞子菌性寄生（5 μm 以上の大小の分節分生子が毛内外に連鎖状に配列）
　　　　T. rubrum（ときに毛内性），*T. verrucosum*，*M. gypseum*
C. **菌糸のみによる寄生（分生子はないか，少数）**
　　　*T. schoenleinii**（毛幹に気泡を認める）
D. **髪には寄生しない**
　　　Epidermophyton floccosum

*ウッド灯で病毛に蛍光陽性

後は急激に減少し頭部白癬も減少した．その後 *T. verrucosum*（牛白癬の主要病原菌）は，1950 年以降に日本へ上陸し牧畜業者間で流行するようになり，1970 年代からはペットブームに伴い輸入猫から *M. canis* 感染症が大流行し問題となり，今日でも散発している．*Arthroderma benhamiae*（*T. mentagrophytes* の変種）は，日本では 1998 年にウサギより始めて分離され，今日では体部白癬，頭部白癬より分離されている．その他，*T. rubrum*, *T. violaceum*, *M. gypseum* などが分離される．外国では，*M. audouinii*（欧米の農村地区，西アフリカ），*T. soudanense*（西アフリカ）が知られている．黄癬を起こす *T. schoenleinii* は 1976 年以降，日本では報告されていない[1]．

さらに，2000 年になると欧米より格闘技選手を通じて *T. tonsurans* が日本に持ち込まれ，格闘技競技者間，その友人，家族で蔓延し問題となっている．本菌は長期間感染を繰り返すと症状がなくなり，菌のみ排出する無症候性キャリアーとなってしまうため感染対策が難しい[6]．

3. 病変形成と臨床病型
a）病変形成
頭部白癬の病変形成は，菌はまず毛包の周囲の角層で発育し，毛包開口に達する．さらに菌は毛幹と毛包内面の角層の間で増殖・下行しつつ，毛小皮内に侵入し毛球部に達する．毛乳頭部の上部は毛母細胞よりなり，毛根が形成される．菌は毛母細胞内に侵入することはできないので，その上部の角質形成帯で毛内性に増殖する（Adamson の房と呼ばれる）．毛外菌ではこの毛内性菌がやがて毛外に出て胞子化する．毛内菌は，毛内性菌がそのまま毛根内で分節し連鎖胞子の形態をとる（表 1）[1)7]．またケルスス禿瘡では，病毛を取り巻く毛包内外に，好中球よりなる著明な膿瘍形成を生じ毛包壁は破壊される．ただし，菌は膿瘍内で発育・増殖することはない．したがって，本病型は臨床的には深在性白癬にみえるが，角層内のみの感染であるので浅在性白癬の一種である．

b）臨床病型
原因菌により症状は様々であり，いくつかの臨床病型があるが，教科書により記載が異なっている[1)3]．また，症状は原因菌によって特徴があり，病変部のダーモスコピー観察，ウッド灯検査，KOH 検査所見で菌種の推測はほぼ可能である．

（1）**シラクモ型，脂漏性皮膚炎型（gray patch ringworm, noninflammatory type）**：シラクモ（俗語）とは，お月様に薄い雲が掛かったようなおぼろ月夜を示す．すなわち，境界やや明瞭な，ほぼ円形の表面に灰白色の細かい鱗屑を付着した脱毛斑であり，斑は徐々に拡大，増数する．病毛は灰色，表面 3～4 mm で折れ抜けやすく，病毛の基部を取り巻くように灰白色の胞子鞘が付着する．戦前の主要病原菌 *M. ferrugineum* による頭部白癬はこの病型を呈したが，今日ではみることはない．*Trichophyton tonsurans*, *M. canis*（図 1），*M. gypseum* などでは，最初はシラクモの状態を呈す

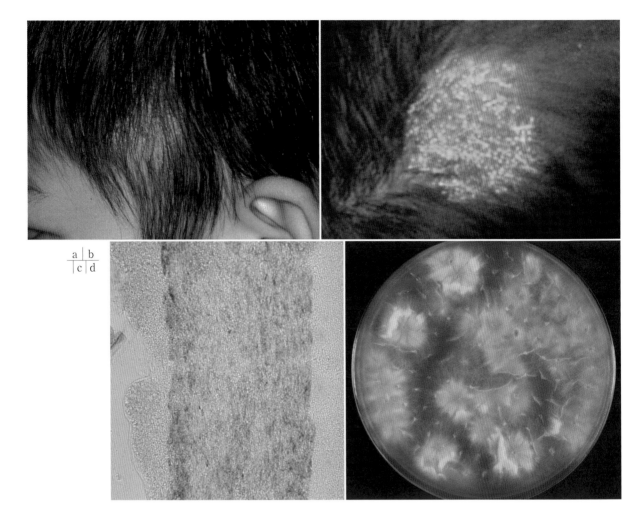

図 1. 8歳, 男児. *M. canis* によるシラクモ型頭部白癬

a：境界やや明瞭な, ほぼ円形の表面に灰白色の細かい鱗屑を付着した脱毛斑を認める.

b：同部位のウッド灯検査所見. この写真は暗室にて従来のウッド灯にて撮影. 黄緑色の蛍光を認める（楠 俊雄博士原図）.

c：病毛の旧 Parker Quink Black インク KOH 染色所見. 毛幹の周囲に無数の小型の胞子を認める. 初めてみる場合は見落とすことが多い. 毛外性小胞子菌性寄生と表現する.

d：マイコセル寒天平板培地によるヘアブラシ培養2週間目の所見で, 黄白色の綿毛状の集落を多数認める. 2～4週間間隔で培養すると治療効果の判定に役立つ.

るが, すぐに鱗屑・痂皮を伴う脱毛斑（脂漏性皮膚炎型）へ移行することが多く（図2-b）, さらにステロイド外用薬の誤用などにより, 極めて炎症の強いケルスス禿瘡へ移行することが多い.

(2) **黒点状白癬（black dot ringworm）**：鱗屑のほとんどない脱毛斑である. 病毛は脆弱になり, 毛包内でとぐろを巻いて毛孔に充満し面皰様黒点を形成する. 原因菌は毛内菌で, *T. violaceum* では悪臭を放つことがあり（図2-a, b）, *T. tonsurans* では痒みを訴えることが多く, 黒点は前者より小さく見逃しやすい（図2-c, d, 図3）. ダーモスコピーで観察することが大切である. 稀に *T. rubrum* によることもある.

(3) **ケルスス禿瘡（kerion celsi）**：頭部白癬の経過中に, 急に膿疱が多発し, やがて融合して腫瘤状に隆起してくる病型で, 病毛は容易に抜去できる（図4-a, b）. 多くはステロイド外用薬の誤用による. 所属リンパ節の腫脹を伴い, 白癬疹を生じることもある（図4-c, d）. トリコフィチン反応は陽性になる. 原因菌は *M. canis*, *T. mentagro-*

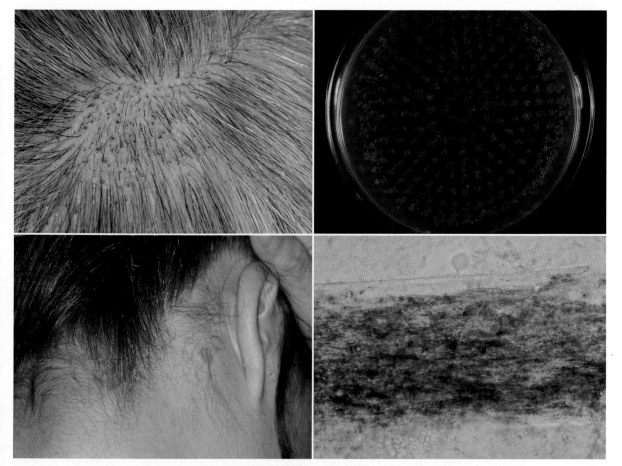

図 2.

a｜b
c｜d

a：74 歳の *T. violaceum* による black dot ringworm 型頭部白癬．原因菌は毛内菌で，病毛は脆弱になり毛の成長とともに毛包内でとぐろを巻いて毛孔に充満し，面皰様黒点を形成する．

b：a と同症例のヘアブラシ培養所見．発育の遅い暗赤紫色の集落を認める．

c：20 歳，女性．柔道部員の *T. tonsurans* による脂漏性皮膚炎型および black dot ringworm 型頭部白癬．同菌による黒点は前者より小さく見逃しやすいので，ダーモスコピーで観察する（図 3-b）ことが大切である．

d：c と同症例の病毛の旧 Parker Quink Black インク KOH 染色所見．毛幹内に発育する連鎖状の分節胞子を無数に認める．毛内性大胞子菌性寄生である．

phytes, T. verrucosum があるが，最近は *T. tonsurans* が増加しており，黒点状白癬のときは見逃されており，急にケルスス禿瘡となり病院を受診することが多い．その背景には格闘技クラブ内に 5～20％程度の無症候性キャリアーがいることが多い．

(4) **黄癬(favus, tinea favosa, honeycomb ringworm)**：頭皮の広範囲に厚い黄色の菌甲(菌糸塊と痂皮)を形成する．中東，北アフリカでみられる．原因菌は *T. schoenleinii* である．

(5) **無症候性キャリアー(asymptomatic carriers)**：症状は全くないが頭皮より多量の菌が排出される例である．症状がないのに病型に含めるのは矛盾しているが，今日の日本においては，*T. tonsurans* 感染症の 90％以上は無症候性キャリアーであり，感染源として最も重要なものであるので，一病型として念頭に置いておくべきである[6)11)]．

4．診 断

子どもで頭部に落屑を伴う脱毛斑を認め，所属リンパ節腫脹を認めれば，頭部白癬の可能性は高

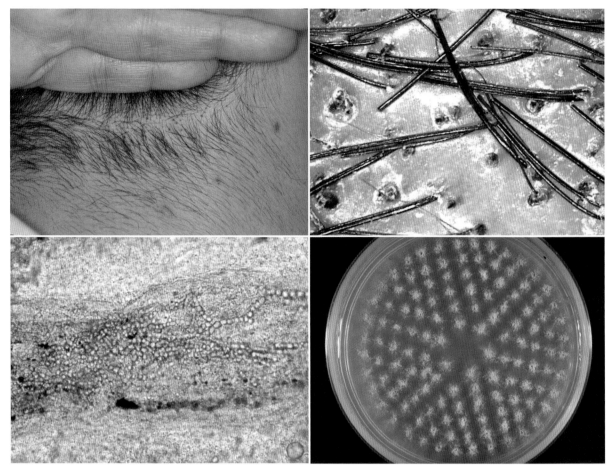

a|b
c|d

図 3. 22 歳, 男性. 柔道部員. *T. tonsurans* による black dot ringworm 型頭部白癬

　　a：臨床像
　　b：同部位のダーモスコピー所見. 黒点は毛包内に渦巻状にみえる.
　　c：病毛の KOH 染色所見. 毛幹内に発育する連鎖状の分節胞子を無数に認める（毛内性大胞子菌性寄生）.
　　d：ヘアブラシ培養所見. 培養 2 週間目に, 同一の黄褐色の集落を無数に認める.

い. ペットの飼育, 格闘技関係者の有無も参考となる. まずは疑うことが大切である. 確定診断には真菌培養が不可欠であるが, 菌が生えるのに最短で 2 週間はかかるので, 以下の補助診断で原因菌を推定することが大切である.

　Sabouraud は当初, 皮膚糸状菌の分類を毛髪に寄生する状態によって属を分けた. 毛外性寄生をする群を *Microsporum* 属, 毛内寄生する群を *Trichophyton* 属とした[8]. この, 毛外菌か毛内菌かによって症状, 治療経過も深く関係しているため, 今日でも寄生形態の観察は大切である（表1）.

a）ダーモスコピー検査

　この検査は有用で, 迅速かつ特異的である. 特徴的な所見は, white perifollicular scales（図5-a）, broken hairs（図5-b）, dystrophic hairs, cork hairs, pigtail hairs（図5-c）, zigzag hairs, comma hair（図5-d）, Morsecode-like hairs（bar-code-like hairs）, whitish sheath hairs, telephone handle hairs, black dots（図3-b）などがある[4]. これらの変化は治療経過を観察するときにも有用である.

b）ウッド灯検査

　この検査は暗室を用意する必要があったため, あまり使われなくなったが, 最近, 暗室不要な照度の紫外線を出すウッド灯（セラビーム® Woody/ウシオ電機社製）が開発され, 真菌症以外の診断にも有用となった. この検査では, *Microsporum* 属（*M. gypseum* は一部の株のみ）による感染では

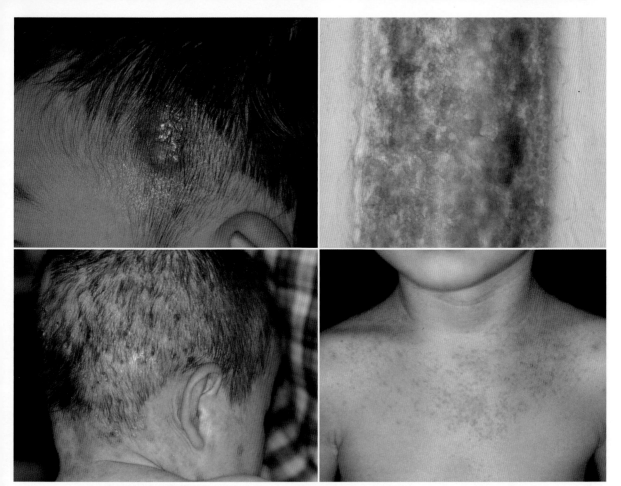

図 4.

a：5歳，男児．*M. gypseum* によるケルスス禿瘡．左側頭部に鶏卵大の中に膿疱，脱毛を認める紅色の腫瘤状隆起で，病毛は容易に抜去できる．

b：aと同症例の KOH 染色所見．毛外に大型の分節胞子が連鎖状に配列する．毛外性大胞子菌性寄生である．

c：3歳，女児．*M. canis* によるケルスス禿瘡．数か所の皮膚科で脂漏性湿疹と診断されステロイドローションを外用していた．

d：cと同症例の体幹部に生じた多数の紅色丘疹で，真菌検査は陰性のため白癬疹と考えた．

```
a | b
c | d
```

毛髪が明るい黄緑色の蛍光を発する（図 1-b）．*Trichophyton* 属では陰性で，*T. schoenleinii* のみが暗緑色の蛍光を発する．

c）真菌検査

(1) **KOH 検査**：検体（病毛）の取り方が，本症診断の決め手となる．このためにはダーモスコピー観察，ウッド灯観察に基づいて，毛抜き・メス・面皰圧出器などの器具を用いて，容易に抜去できる病毛や黒点の毛包内容を採取し鏡検し，同時に培養する．菌の寄生形態は，ズームブルー液，旧 Parker Quink Black インク，1％シカゴスカイブ

ルー[9] などの染色液を用いて，防湿箱で数時間静置して経時的に観察する．このとき，毛髪と寄生菌の関係が壊れるといけないので決して加温したり，カバーグラスを上から押したりしてはならない（表 1）．

(2) **真菌培養**：培養は毛髪をサブロー・ブドウ糖寒天培地，マイコセル寒天培地へ接種する．頭部白癬では KOH 法での見逃しもあり得るので，ヘアブラシ，歯ブラシ，細菌培養用ドライタイプ綿棒などで病変部を何度も入念に擦過して，マイコセル寒天平板培地で2〜4週間培養する．ただし，

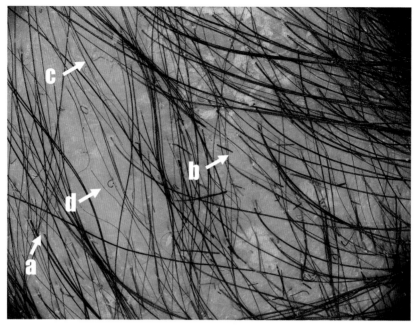

図 5. 3 歳，女児．*M. canis* による脂漏性皮膚炎型頭部白癬の
ダーモスコピー検査所見
矢印 a は white perifollicular scales，b は broken hairs，c は
pigtail hairs，d は comma hair などの形態を観察できる．

3 法とも KOH 法の検体採取には適していないの
で，(1)に示した方法を同時に行う必要がある．ま
た，頭皮は多数の細菌，真菌が常在しているので
マイコセル寒天平板培地を使用する必要がある．
しかし，同平板培地は市販されておらず，また，
皮膚科医は頭部白癬を経験することが少なくなっ
ているので，いつもどのように培養を行うかを検
査技師や検査センター担当者とよく相談して準備
しておく必要がある．ヘアブラシ培養法では，病
原菌の場合，多数の同様な菌が生えてくるので判
別は容易である(図2-b，図3-d)．例えば *T. ton-surans* は，黄褐色の集落で特徴的なので，一度み
れば次回からは容易に判定できる．また，ケルス
ス禿瘡では宿主側の強い免疫反応が生じているた
め，KOH 法で菌陽性でも培養が陰性のことがある
ので，検体をたくさん取って培養する必要がある．

頭部白癬の治療

1．治療開始のタイミング

KOH 法と培養が陽性であることが治療開始に
は理想的であるが，培養が陽性になるためには 2

週間はかかるので，英国の頭部白癬の治療ガイド
ラインでは，本症と強く疑われる場合は，十分な
真菌検査を行っていれば治療を開始してよいと勧
めている[2]．普通は多くの検体を採取することが
できるので，KOH 検査と培養検査を行った後の検
体もスピッツなどに保存しておくと再検査できる
ので有用である．

2．外用療法

菌は毛包内深部の毛根部に侵入しているので，
外用療法のみの治療では効果は期待できない．し
かし，ミコナゾールシャンプー(フルフルシャン
プー®)，ジンクピリチオン入りシャンプー(H & S
シャンプー®)は，菌が周囲へばらまかれるのを防
ぐ意味で有用である．軟膏類の塗布は皮膚の刺激
になるのでよくない．

3．内服療法

治療の原則は抗真菌薬の内服である．我が国で
はグリセオフルビンは製造中止され，現在はイト
ラコナゾール，テルビナフィン塩酸塩，ホスラブ
コナゾールのみである．しかし，いずれの薬剤も
小児への保険適用はなく，ホスラブコナゾールは

表 2. 頭部白癬に対する経口抗真菌薬の用法・用量
（文献 3 より改変）

経口抗真菌薬	用　量	投与期間
テルビナフィン塩酸塩	20 kg 以下 ……62.5 mg/日 20〜40 kg ……125 mg/日 40 kg 以上 ……250 mg/日	4〜6 週間
イトラコナゾール	2〜4 mg/kg/日	4〜6 週間
ホスラブコナゾール	2〜4 mg/kg/日 （推測）	4〜6 週間 （推測）

大人も含めて頭部白癬の保険適用はない．個々の症例に合わせて本人または保護者の承諾を得る必要がある[10]．また，本症に対する投与量，投与期間の明確な指針はない．表 2 に外国における指針を参考にして示した．治療の目標は真菌培養の陰性化なので，治療終了後も月に 1 回半年間程度の真菌培養検査が必要である．臨床症状の改善と培養結果は相関しないため，内服期間が長くなることが多い（特にケルスス禿瘡）．菌種により治療への反応が異なり，M. canis（毛外菌）によるものでは治療成績が比較的不良であることが報告されているので，より長く内服する必要がある．また，ヒト好性菌である T. violaceum や T. tonsurans では，治癒したようにみえても長期間菌を排出することがあるので注意が必要である．

4．日常生活その他の注意事項

a）学校への登校

頭部白癬患者を隔離すべきか否かはよく聞かれる質問である．優れた内服抗真菌薬が開発された今日では，適切な治療を受けている患者は学校や保育園へ行ってもよいとされている[2]．

b）集団検診の必要性

感染力の強い T. tonsurans や M. canis の感染症などでは，スポーツクラブ部員，家族およびペットのなかに感染源がいることが多いので，集団検診が望ましい．また，感染の媒介となる家庭，練習場の掃除，共用ブラシ，履物などの消毒も大切である[11]．

c）ステロイド内服薬の併用の是非

炎症の強いケルスス禿瘡では，かつてはステロイド内服薬の併用は瘢痕性脱毛を防ぐ意味で使用されてきた．確かに T. tonsurans によるケルスス禿瘡では使用せざるを得ない場合が稀にあるが，抗真菌薬内服のみでも治癒する例がほとんどである[2]．

d）無症候性キャリアーの治療

無症候性キャリアー（特に T. tonsurans 感染症）の撲滅は集団発生をなくすために必要である．排菌量の多い者では内服治療が必要であり，少ない者でも抗菌シャンプーなどを使用し，追跡が必要である．このためには格闘技の監督，先生，看護師，家族の理解が必要である．

おわりに

頭部白癬はいまだによくある感染症である．しかし，日本においては十分な真菌検査が普及しておらず，小児の経口抗真菌薬の保険適用もないなど，日常診療においては多くの課題が残されている．近年では T. tonsurans や M. canis などの感染症が広まり，再度頭部白癬が増加しつつある．常に頭部白癬を念頭に置いて，KOH 鏡検，真菌培養を行うことが大切である．治療は経口抗真菌薬を用いるが，小児に対する適応を持つ薬剤はないため，個々の症例を鑑み，治療することが必要である．

文　献

1) 望月　隆：頭部白癬．最新皮膚科学大系 14 細菌・真菌性疾患（玉置邦彦ほか編），中山書店，pp. 217-221，2002.

2) Fuller LC, Barton RC, Mohd Mustapa MF, et al：British Association of Dermatologists' guidelines for the management of tinea capitis 2014. *Br J Dermatol*, **171**：454-463, 2014.

3) Hay RJ：Tinea capitis：Current status. *Mycopathologia*, **182**：87-93, 2017.

4) Leung AKC, Hon KL, Leong KF, et al：Tinea capitis：An updated review. *Recent Pat Inflamm Allergy Drug Discov*, **14**：58-68, 2020.

5) 福田知雄：頭部白癬．*Med Mycol J*, **52**：7-13,

2011.

6) Hiruma J, Ogawa Y, Hiruma M : *Trichophyton tonsurans* infection in Japan : Epidemiology, clinical features, diagnosis and infection control. *J Dermatol*, **42** : 245-249, 2015.

7) 高橋吉定，高橋伸也：頭部白癬．日本皮膚科全書 10-3（北村包彦ほか編），金原出版，pp. 19-20, 1968.

8) 高橋吉定，樋口謙太郎：皮膚糸状菌．日本皮膚科 全書 10-2（北村包彦ほか編），金原出版，pp. 163-

169, 1956.

9) 藤田　繁：パーカーインクと同様に使用できる 5％シカゴスカイブルー（ダイレクトブルー）液． *J Visual Dermatol*, **14** : 1188-1189, 2015.

10) 木村有太子，比留間政太郎，須賀　康：小児での 経口抗真菌薬の使い時と用量はどう考える？ 薬局，**71** : 2537-2542, 2020.

11) 比留間政太郎，小川祐美，廣瀬伸良ほか：トンス ランス感染症 ブラシ検査・治療・予防のガイド ライン，第 5 版，正明堂印刷，pp. 1-7, 2013.

MB Derma, 310：58-62, 2021.

◆特集／白癬を究める
トンスランス感染症

小川祐美*

Key words：皮膚糸状菌症(dermatophytosis)，トリコフィトン トンスランス(*Trichophyton tonsurans*)，真菌検査(mycological tests)，頭部白癬(Tinea capitis)，体部白癬(Tinea corporis)，抗真菌薬(antimycotics)

Abstract トンスランス感染症は，原因菌の名前が病名となった白癬である．自覚症状に乏しいが，感染力が強いという特徴を持つ．我が国では，2000年ごろから高校・大学生の格闘技選手間での集団感染から始まり，相次いで報告された．その後は，徐々に低年齢層や競技とは無関係の患者も増加し，一般社会への拡大が危惧されている．しかし，大規模調査は行われておらず，詳細は不明である．我々が行ってきた調査では，格闘技選手間では6〜10％程度の頭部の保菌者が存在し，その90％以上が無症候性キャリアである．実際に，感染しても自ら受診するほどの症状が出にくく，潜在患者が多いと考えられる．本感染症は，体部白癬・頭部白癬が主たる病型だが，手白癬，爪白癬も報告がある．無毛部の足白癬は少ない．症状が消失していても，頭髪や生毛内寄生が続いている場合は無症候性キャリアと呼び，周囲への感染源となる．診断には真菌培養が必須で，治療は抗真菌薬内服療法が中心となる．

はじめに

トンスランス感染症とは，白癬菌の一種である*Trichophyton tonsurans*による感染症である．つまり，白癬である．真菌培養で菌の分離同定を行わなければ，体部白癬または頭部白癬の診断となる．本稿では，トンスランス感染症を1つの疾患として扱う疫学的背景，真菌培養の重要性，本症の診断と治療について詳しく解説する．

トンスランス感染症の疫学

*Trichophyton tonsurans*は元来，東南アジア，オーストラリアを起源とし，植民地時代にイベリア半島を経由して中南米に拡大したといわれる．その後，1960年代にアメリカ合衆国，カナダで流行し，黒人の子どもたちの頭部白癬の原因菌の90％を占めていた[1)2)]．1990年代になると柔道，レスリングをはじめとする格闘技の国際大会を通じてヨーロッパへ感染が拡大した[3)]．我が国では2000年ごろより柔道，レスリング，相撲など格闘技選手の集団発生が報告され急増し，新興感染症の1つとして注目された．

2004年に我々が行った日本全国の柔道部員1,000名の検診結果では，ヘアブラシ検査で*T. tonsurans*陽性者は11.5％だった．アンケート用紙の回答から，これまでに白癬の既往は全くないと認識している学生の3％がヘアブラシ検査で菌陽性で，気づかないうちに感染している可能性が示唆された[4)]．2005年に行った全国中学校柔道大会における本感染症の調査結果では，出場選手の9％が菌陽性で，中学生の間での感染拡大が確認された[5)]．同時期より，家族内感染や患者の低年齢層化，小学生以下の患者増加の報告が増加傾向を示した[6)7)]．

2008〜2013年にわたる東京学生柔道連盟加盟柔道選手における簡易調査では，白癬の既往のあ

* Yumi OGAWA, 〒113-8421 東京都文京区本郷
2-1-1 順天堂大学医学部皮膚科，非常勤講師

る者は平均64.9%で，ブラシ検査陽性者は2008
年度には11.3%であったが，その後は半減し5〜
6%を占めた．培養陽性者のなかの無症候性キャ
リアは平均91.8%であり，症状のある者は集団全
体からみると0.53%であった[8]．同時期には，格
闘技関係者以外の感染者の増加や，より低年齢層
への感染拡大も指摘された．2005年以降は学会発
表などでの発表も減少し，全国的な詳しい調査も
行われていないため詳細は不明であるが，本感染
症の報告は散見され続けている．

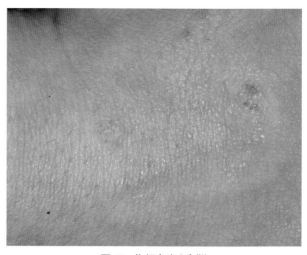

図1．体部白癬（手背）

トンスランス感染症の特徴

Trichophyton tonsurans は，ヒト好性菌に分類
される．ヒト好性菌による白癬の臨床症状は，土
壌好性菌や動物好性菌と比較すると炎症が弱く，
臨床症状や自覚症状に乏しい．なかでも *T. ton-
surans* は毛への親和性が高く感染力が強く，感染
に気づかぬうちに周囲へ拡大させる可能性がある．

本感染症の主な病型は，体部白癬と頭部白癬で
あるが，手白癬，足白癬，爪白癬の報告もある[9)10]．
本症と診断するには，真菌培養検査が最重要であ
ることを強調したい．

1．体部白癬

感染してしばらく放置された皮疹は，白癬の特
徴的な皮疹を示さないことも多く，湿疹との鑑別
が難しい．その理由として，初期には体部白癬の
特徴を持つ中心治癒傾向の環状紅斑局面を作る
が，放置していると自然に軽快し，再燃・再発時
には直径1〜2cmの小さな皮疹を形成することが
多いからである（図1）．好発部位は，顔面，頸部，
躯幹，四肢で，特に競技者では，競技で相手やユ
ニフォームで擦れる部位に好発しやすい．
Trichophyton tonsurans は角層への侵入速度も速
く，しばしば毛包に侵入する．毛包への感染では，
毛包炎と類似する．体部白癬の環状紅斑内や周囲
に毛包一致性丘疹やblack dotsをみた場合，生毛
内感染が予測される[10]．

2．頭部白癬

通常は，炎症症状の軽度な浅在性白癬（鱗屑や

軽度の痂皮を付着する脂漏性皮膚炎様の症状を呈
する病型，黒点を多発し，black dot ringwormと
呼ばれる病型（図2）を呈することが多い．その他，
化膿性炎症が強く出現し，排膿，頸部リンパ節腫
脹，疼痛，ときに発熱を伴うケルスス禿瘡になる
こともあるが，この場合は初期に湿疹の診断を受
け，ステロイド治療を受けていることが多い[11]．

また，トンスランス感染症に特徴的な病型とし
て，無症候性キャリアがある．これは，頭皮の症
状を認めない（もしくは非常にわずかで確認困難
である）が，ヘアブラシ法で菌が陽性になる保菌
者である．症状は認めなくとも，他人への感染源
となる．これらの症例は，感染初期に症状があっ
たとしても軽微のため受診に至らず放置され，次
第に自然に症状がなくなり保菌者となったと考え
られる．格闘技選手の集団検診で行ったヘアブラ
シ法陽性者のほとんどが無症候性キャリアという
結果からも，気づかないうちに感染し，周囲へ感
染を拡大させている可能性が考えられる[8]．

3．その他の病型

Trichophyton tonsurans は毛への親和性が高い
ため，無毛部の感染力は低いと考えられている．
実際に足白癬の報告はほとんどない．手白癬およ
び手爪白癬は，わずかだが報告があり[12]，体部白
癬や頭部白癬の搔破や競技との関与が疑われる．
トンスランス感染症の診断をした際には，手足や
爪の症状も注意深く観察することを忘れてはなら
ない．

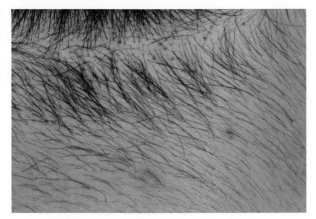

図 2. 頭部白癬(black dot ringworm)

診　断

　最も重要な点は，トンスランス感染症を疑い，真菌検査を行うことである．診断には，直接鏡検だけでなく真菌培養による菌の分離が必須で，必要に応じて分子生物学的同定を行う．真菌培養で *T. tonsurans* を分離できれば，トンスランス感染症と確定診断できる．スポーツ歴やクラブ内，家族内同症についての問診も大切である．

　具体的には，体部白癬では鱗屑を採取し直接鏡検，真菌培養を行う．集団検診などで大人数を一度にみる場合や検査を嫌がる乳幼児の場合，皮疹にセロテープの粘着面を押し付けて鱗屑を採取する方法もある．それをスライドガラスに貼る直接鏡検法ではやや観察しにくくなるが，見慣れれば診断可能である．また，テープをそのまま培地に張り付ける培養方法も有用である．

　頭部白癬では，鱗屑や易抜毛，black dots を鏡検する．毛や black dots では，日常の鏡検で見慣れている菌糸ではなく，胞子集塊を認めることも多い．頭部白癬の診断は，胞子または菌糸が感染した鱗屑または毛髪を確認できれば可能であるが，頭部白癬は直接鏡検の感度が高いとはいえず，偽陰性となりやすい．直接鏡検が陰性でも，真菌培養にて確定診断がつくこともある．炎症が強い場合，皮膚生検，生検組織からの真菌培養が診断の助けになる．無症候性キャリアの患者では，ヘアブラシ法による真菌培養が非常に有用である．ヘアブラシ法は，丸形シャンプーブラシで

頭部全体をブラッシングし，AC サブロー寒天平板培地にブラシをスタンプする方法が有名であるが，滅菌した歯ブラシなどでも代用できる．

　また，トンスランス感染症と診断した場合，患者の周囲に感染源が存在する可能性，あるいは周囲への感染波及の可能性を考慮し，詳しい問診を行う．

治　療

　トンスランス感染症の場合の基本は，内服治療である．参考に診断と治療のフローチャートを図3に示した．

1．頭部白癬・無症候性キャリア

　頭部白癬に対しては抗真菌薬内服療法を行う．無症候性キャリアは，たとえ症状がなくても，頭部白癬と同様の用量用法の治療が必要である[13]．現時点で保険適用のある内服抗真菌薬は2種類で，本邦での投与量は，① 塩酸テルビナフィン125 mg/日，② イトラコナゾール100 mg/日が推奨されている．内服薬の選択は，基礎疾患や内服薬など，患者の背景を考慮して行う．治療期間は症状やヘアブラシ検査などで経過を追いながら4〜8週間行う．投与期間はヘアブラシ法で経過をみながら決定としているが，実際の診療では内服開始4週間目にヘアブラシ法を行い，培養結果の出る6週間目に再診し，陽性なら8週目まで内服を継続することが多い．抗真菌薬内服療法を行う際には，投与前と内服期間中に採血検査が必要となる．なお，頭部白癬に対しては抗真菌薬外用療法は行わない[13]．

　また，本邦では塩酸テルビナフィンおよびイトラコナゾールは小児への適応がない．有用性が上回るときのみ，本人および保護者への説明と同意を得たうえで投与する．英国のガイドライン表では，塩酸テルビナフィンの投与量は体重10〜20 kg：62.5 mg/日，20〜40 kg：125 mg/日，40 kg〜：250 mg/日，あるいは5〜8 mg/kg/日である．イトラコナゾールは体重10〜20 kg：50 mg/日，20〜40 kg：100 mg/日，40 kg〜：200 mg/日

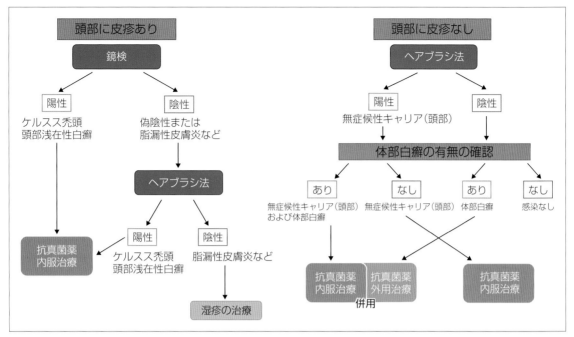

図 3. 診断と治療のフローチャート(筆者作図)

表 1. 小児の頭部白癬における経口抗真菌剤の種類と投与量(文献 13 をもとに作成)

薬の種類	投与量	期　間
ラミシール® (塩酸テルビナフィン)	体重 10〜20 kg, 62.5 mg/日 体重 20〜40 kg, 125 mg/日 体重 40 kg〜, 250 mg/日 あるいは 5〜8 mg/kg/日	2〜4 週
イトリゾール® (イトラコナゾール)	体重 10〜20 kg, 50 mg/日 体重 20〜40 kg, 100 mg/日 体重 40 kg〜, 200 mg/日 あるいは 5 mg/kg/日	2〜4 週

※本邦では, 抗真菌薬の用量が海外より少量設定のため, 小児でも記載の量より少なく投与しているケースもある. その場合, 内服期間も 4〜8 週間と上記より長めの内服期間を要している.

あるいは 5 mg：kg/日で, 投与期間は 2〜4 週間が推奨されている(表 1). 本邦での薬剤の投与量は欧米より少量で設定されるため, 実際の投与期間は長くなる傾向にある[13].

2. 体部白癬

トンスランス感染症の体部白癬に対する抗真菌薬外用療法は, 拡散防止目的も含め行う. しかし *T. tonsurans* は感染力が高いため, 体部白癬のみでも内服療法を優先して行うことを推奨する[13]. 外用療法で体部白癬の皮疹が軽快しても, 毛包に菌が残存することがあり, 体部白癬を繰り返す原因となるからである. 外用療法単独で治療した場合, これまでの報告では 2〜13 週間と幅があるが, 平均治療期間は 4.5 週間であった.

予　防

競技者の場合, 練習や試合で感染者との接触の可能性があり, 次のような予防策を提案している. ① 練習場や自分の部屋の掃除をよくする. ② 練習着の洗濯をこまめにする. ③ 練習後には, なるべく時間を置かずにシャワーや入浴をして頭や体を洗い流す. ④ 少しでも疑わしい病変があれ

ば, 皮膚科を受診し, 適切な治療を受ける. ⑤ 部内や家族に, 同じ症状の人がいたら早めに治療をするよう勧める. ⑥ 自覚症状がなくても頭髪のヘアブラシ検査で陽性の場合, 治療を受ける.

また, 抗菌剤含有シャンプーの使用も提案している. 我々が行った競技者の調査では, 頭部白癬の治療と同時に抗菌含有シャンプーを使用開始し, 治療後も継続した. その後, 彼らは通常の競技生活を送っていても, シャンプーを継続することで再感染率が低い傾向にあった[14]. 海外の複数

のガイドラインにも，抗菌剤含有シャンプーを使用することで無症候性キャリアの菌量が減少する，感染率が下がるとの記載がある[15]．これらより，抗菌シャンプーは単独の使用では治癒は困難ではあるが，治療や予防の一助となり得る．

おわりに

トンスランス感染症は，真菌培養で菌の分離同定を行わなければ，体部白癬または頭部白癬の診断となる．日常診療は多忙なため，直接鏡検で白癬の診断がつけば真菌培養を行わないことも多いだろう．しかし，菌種の同定を行うことにより，患者の周囲へも目を配ることができる．問診や家族内感染の調査なども可能になり，感染コントロールへの足掛かりになる．たかが白癬と言わずに，白癬を疑ったり診断した際には，積極的に真菌培養を行うことを切望する．

文 献

1) Gupta AK, Summerbell RC：Increased incidence of *Trichophyton tonsurans* tinea capitis in Ontario, Canada between 1985 and 1996. *Med Mycol*, **36**：55-60, 1998.

2) Abdel-Rahman SM, Farrand N, Schuenemann E, et al：The prevalence of infections with *Trichophyton tonsurans* in schoolchildren：the CAPITIS study. *Pediatrics*, **125**：966-973, 2010.

3) Fuller LC, Child FC, Midgley G, et al：Scalp ringworm in south-east London and an analysis of a cohort of patients from a paediatric dermatology department. *Br J Dermatol*, **148**：985-988, 2003.

4) Shiraki Y, Hiruma M, Hiros N, et al：A nationwide survey of *Trichophyton tonsurans* infection among combat sport club members in Japan using a questionnaire form and the hairbrush method. *J Am Acad Dermatol*, **54**：622-626, 2006.

5) 菅波盛雄，廣瀬伸良，白木祐美ほか：全国中学校柔道大会参加選手における *Trichophyton tonsurans* 感染症の調査．真菌誌，**47**：319-324, 2006.

6) 馬場俊右，赤坂俊英：小学生柔道クラブ員の顔面に生じた *Trichophyton tonsurans* による白癬の1例．皮膚臨床，**51**：1093-1094，2009.

7) 國武裕子，野口博光，比留間政太郎：最近5年間に一診療所で経験された頭部白癬の集計．真菌誌，**50**：161-166，2009.

8) 貞政裕子，廣瀬伸良，比留間政太郎ほか：東京学生柔道連盟登録選手における *Trichophyton tonsurans* 感染症の感染対策（2008年～2013年）に関する研究．皮膚の科学，**14**：57-61，2015.

9) 藤広満智子，高間弘道：*Trichophyton tonsurans* による爪白癬．皮膚病診療，**31**：415-418，2009.

10) Shiraki Y, Hiruma M, Hirose N, et al：Commonly affected body sites in 92 Japanese combat sports participants with *Trichophyton tonsurans* infection. *Mycoses*, **52**：339-429, 2009.

11) 鍬塚さやか，芦田美輪，西村香織ほか：ケルスス禿瘡がみられた *Trichophyton tonsurans* 感染症の家族内発生例．西日皮，**73**：388-391，2011.

12) Sato T, Kitahara H, Honda H, et al：Onychomycosis of the Middle Finger of a Japanese Judo Athlete due to *Trichophyton tonsurans*. *Med Mycol J*, **60**：1-4, 2019.

13) 日本皮膚科学会皮膚真菌症診療ガイドライン改訂委員会：日本皮膚科学会皮膚真菌症診療ガイドライン2019．日皮会誌，**129**：2639-2673，2019.

14) 廣瀬伸良，白木祐美，比留間政太郎ほか：某スポーツ系大学運動部学生における *Trichophyton tonsurans* 感染症の調査．真菌誌，**46**：119-123，2005.

15) Fuller LC, Barton RC, Mohd Mustapa MF, et al：British Association of Dermatologists' guidelines for the management of tinea capitis 2014. *Br J Dermatol*, **171**：454-463, 2014.

MB Derma, 310：63-67, 2021.

◆特集／白癬を究める

テルビナフィン耐性皮膚糸状菌
—日本における耐性菌蔓延の危険性—

加倉井真樹*　　出光俊郎**

Key words：体部白癬(Tinea corporis)，足白癬(Tinea pedis)，*Trichophyton interdigitale*，*Trichophyton rubrum* squalene epoxidase，最小発育阻止濃度(minimum inhibitory concentration：MIC)

Abstract　テルビナフィン耐性皮膚糸状菌がインドで報告され，増加している．日本でも，在日インド人のテルビナフィン耐性の *Trichophyton interdigitale* による体部白癬がみられるようになり，海外から持ち込まれている．今後，日本でもテルビナフィン耐性皮膚糸状菌が蔓延する可能性がある．
　インドでは抗真菌外用薬とステロイド外用薬の混合薬が市販されており，不必要なステロイド外用薬を併用していることが，テルビナフィン耐性皮膚糸状菌が誘導された要因として考えられている．
　一方，日本の足白癬や爪白癬からもテルビナフィン耐性皮膚糸状菌が検出されている．テルビナフィンは白癬菌に対して最小発育阻止濃度(minimum inhibitory concentration；MIC)も低く，第一選択薬となっているが，今後，テルビナフィン耐性菌による白癬が増加する可能性があり，注意が必要である．

はじめに

　細菌が薬剤耐性を獲得することは既に知られているが，真菌が薬剤に対する耐性を起こすことはあまり認知されていない．臨床的にはテルビナフィン耐性の白癬が報告されていたが，2018年にテルビナフィンが阻害する squalene epoxidase の遺伝子変異を有するテルビナフィン耐性の *T. interdigitale* がインドで報告された[1]．

　通常，体部白癬は外用薬のみで治りやすいが，テルビナフィンの内服薬とビホナゾールクリームを外用しても軽快しなかったインド人の広範囲体部白癬を経験した[2]．自験例の概略を提示するとともに，テルビナフィン耐性白癬菌と在日インド

人の体部白癬とその特徴，および日本におけるテルビナフィン耐性白癬菌について述べる．

症　例[2]

　患　者：47歳，男性．在日インド人

　生活歴：7年前から日本在住．1年に1か月程度インドに帰国する．6か月前にインドに帰国した．ペットの飼育はない．

　家族歴：約1年前に18歳の娘が日本滞在中に広範囲の体部白癬で皮膚科を受診し治療した．その後，インドに帰国し軽快した．

　既往歴：初診の8か月前に，股部白癬，体部白癬(背部，両下腿)で当院受診．テルビナフィン2週間内服，ルリコナゾール軟膏外用で軽快した．

　初　診：2019年7月下旬

　現病歴：数日前に皮疹に気づき，痒みがひどいため受診した．

　初診時現症：体幹，臀部，陰股部，四肢に円形から地図状の紅褐色の紅斑が認められた(図1-a，

＊　Maki KAKURAI，〒304-0051 下妻市小島905-1　加倉井皮膚科クリニック，院長/自治医科大学附属さいたま医療センター皮膚科，非常勤講師
＊＊　Toshio DEMITSU，同，客員教授

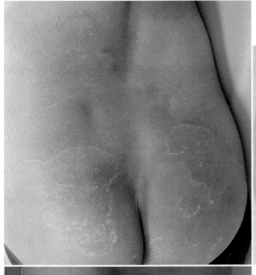
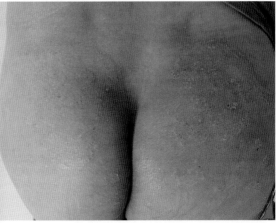
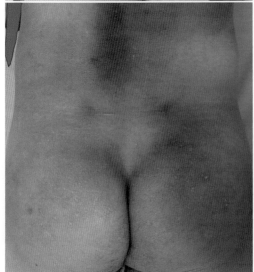

a | b
c

図 1.

腰背部，臀部の臨床像

　a：治療前．背部，臀部に辺縁堤防状に隆起した粃糠様鱗
　　屑を伴う地図状の淡紅褐色紅斑を認める．

　b：テルビナフィン内服，ビホナゾールクリーム外用2週
　　間後の臨床像．鱗屑は減少したが，紅斑，痂皮が治療前
　　とほとんど変化なく認められた．

　c：イトラコナゾール内服，ルリコナゾールクリーム外
　　用4週間後の臨床像．紅斑，鱗屑が消褪している．

2-a)．辺縁が堤防状に隆起し鱗屑を伴っていた．足底および趾間に皮疹はなかった．

　真菌学的所見：皮疹部の鱗屑の KOH 直接鏡検で多数の真菌要素を検出した．

　真菌培養所見：サブローブドウ糖寒天斜面培地で病変部の鱗屑を培養したところ白色粉状，裏面は褐色から淡黄褐色のコロニーを得た．

　分子生物学的検査：純培養した菌株より DNA を抽出後，PCR 法で ribosomal RNA 26S サブユニットの部分塩基配列を増幅し，direct sequence を行ったところ，GenBank® に登録されている *T. interdigitale* の sequence と 100% 一致した．

　薬剤感受性試験：Broth microdilution 法による薬剤感受性試験で minimum inhibitory concen-trations(MIC)がイトラコナゾール<0.03 mg/L，テルビナフィン 32 mg/L であった．以上から，テルビナフィン耐性であることが判明した．

　遺伝子検索：テルビナフィンが阻害する squalene epoxidase の遺伝子検索を行ったところ，アミノ酸置換を伴う遺伝子変異を有していた．以上より，自験例をテルビナフィン耐性の *T. interdigitale* による体部白癬と診断した．

　治療と経過：テルビナフィン 125 mg/日の内服，ビホナゾールクリーム外用を2週間行っても，軽快なく(図1-b，2-b)，イトラコナゾール 100 mg/日の内服，ルリコナゾールクリームの外用に変更したところ，4週間後に軽快し(図1-c，2-c)，6週間の内服後に治癒した．

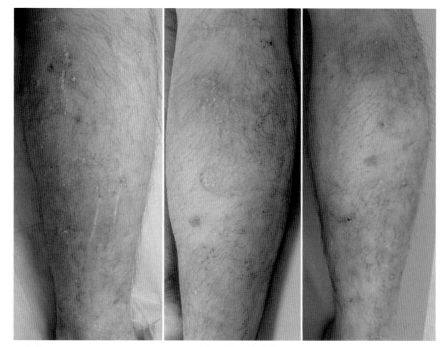

a | b | c   図 2. 右下腿の臨床像

    a：治療前．右下腿に鱗屑を伴う環状の紅斑を認め，丘疹，痂皮を伴っている．

    b：テルビナフィン内服，ビホナゾールクリーム外用 2 週間後の臨床像．紅斑，丘疹，痂皮が治療前とほとんど変化なく認められた．

    c：イトラコナゾール内服，ルリコナゾールクリーム外用 2 週間後の臨床像．紅斑，鱗屑がほぼ消褪している．

塩酸テルビナフィンについて

日本では塩酸テルビナフィン(ラミシール®)は，外用薬は1993年に，錠剤は1997年に承認された．2004年より一般用医薬品としても販売されている．日本皮膚科学会皮膚真菌症診療ガイドライン2019[3]でも，爪白癬や頭部白癬の内服療法としてテルビナフィンは推奨されている．また体部白癬でも，外用薬の塗布が十分行えない例，再発を繰り返している例では，抗真菌薬の内服療法が推奨されており，通常，テルビナフィンは高い有効性を示す．

日本の在留インド人の増加

コンピューター西暦2000年問題のため，インド人IT技術者のビザ発給条件が大幅に緩和され，2000年ごろより多くのインド人が訪日するようになった．そのため，在日インド人は2000年以降急増し，2006年には2万人，2017年に約3万人，2019年には4万人を超えた．

インド人の体部白癬

これまで経験したインド人(南アジア人)の既に報告した4例[2)4)]の体部白癬は，いずれも広範囲で，発症から医療機関を受診するまでの経過も長い例が多く，長い例では3年であった．発症後，受診するまでの期間が長くなった要因として，肌の色が日本人と異なり，紅斑が目立ちにくいため本人も気づきにくいためと考えた．体部白癬では，ステロイド軟膏外用で汎発する傾向にあり[5)]，日本人でも異型白癬になると皮疹が典型的でなくなり，診断しにくくなるので，肌の色が異なる南アジア人では皮疹がさらに目立ちにくくなるため，特に注意が必要である．

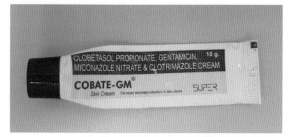

図3. 在日インド人が持参した，インドで市販されている外用薬

クロベタゾールプロピオン酸，ゲンタマイシン，ミコナゾール，クロトリマゾールが含有されている．

また，病変が広範囲になると外用薬を使用できない部位が生じ，治りにくくなる．さらに，ステロイド混合薬を使うと難治性になることが想定され，それが外用薬の耐性菌を誘導した可能性が考えられる．

インド人をはじめとする在日南アジア人は1年のうちに数か月母国に帰国する傾向にあり，日本にインドの菌を持ち込む可能性がある．また，テルビナフィン耐性菌のみならず，インドの皮膚糸状菌症の原因として多いのは *T. verrucosum*[6]であるが，*T. verrucosum* などが再び日本に持ち込まれ，日本の白癬菌相が変化する可能性も考えられる．

テルビナフィン耐性白癬菌について

2017年にスイスの足白癬や爪白癬からテルビナフィン耐性の *T. rubrum* と *T. interdigitale* が報告された[7]．2018年にインドの体部白癬，股部白癬からの *T. interdigitale* のテルビナフィン耐性菌が報告され[1]，本邦でも，在日インド人や在日ネパール人の *T. interdigitale* の耐性菌による体部白癬が報告されている[2,8]．また，同年北京の猫の皮膚糸状菌症からテルビナフィン耐性 *Microsporum canis* も同定されている[9]．

近年インドにおいて皮膚糸状菌の *T. verrucosum*，*T. rubrum*，*T. mentagrophytes* の薬剤耐性を調べた結果，テルビナフィン，ケトコナゾール，ミコナゾール，クロトリマゾールは感受性が低下傾向にあり，イトラコナゾール，ルリコナゾールの感受性は高い傾向にあった[10]．

テルビナフィン耐性白癬菌が誘導された理由

インドでは，医療機関を受診できずに市販薬を使用するが，ステロイド剤，抗真菌薬，抗生物質，メトロニダゾールが混合された外用薬が市販されている．当院を受診した別の在日インド人が持参した薬剤は，クロベタゾールプロピオン酸，ゲンタマイシン，ミコナゾール，クロトリマゾールが配合されていた（図3）．このようなステロイド薬と抗真菌薬の混合薬を使用していることで，テルビナフィン耐性菌の誘導に関与している可能性が考えられている[11]．

本邦でも，在日南アジア人のテルビナフィン耐性白癬菌による広範囲体部白癬が報告された[2,8]．テルビナフィン耐性菌が海外から持ち込まれ，日本に蔓延する可能性がある．

日本におけるテルビナフィン耐性菌による足白癬，爪白癬

本邦では，2018年にテルビナフィン耐性の *T. rubrum* の足白癬が報告された[12]．また，本邦の足白癬の原因菌を検索したところ，テルビナフィンに対する耐性のある *T. interdigitale* が検出された[13]．さらに，テルビナフィン耐性菌である *T. rubrum* による爪白癬が報告された[14]が，その例では，ラブコナゾールが有効であった．

日本皮膚真菌症診療ガイドラインで，爪白癬や頭部白癬では内服治療が推奨されているが，テルビナフィンで効果がみられない場合は，起因菌がテルビナフィン耐性菌である可能性を考える必要がある．現在のところ，テルビナフィン耐性白癬菌もイトラコナゾール，ラブコナゾールは有効であり，テルビナフィンで効果がみられない場合は，薬剤変更を考慮する必要がある．

さらに，本邦における足白癬から同定された白癬菌の *T. rubrum* の232株中10株（4.3%），*T. interdigitale* の100株中1株（1%）にテルビナフィン耐性があることが報告された[15]．これらが，在

日インド人により持ち込まれた菌なのか，日本固有の菌が薬剤耐性を獲得したのかは不明であるが，在日インド人の足白癬は極端に少ないことから，日本固有の菌が遺伝子変異を起こしたと考えるのが妥当であろう．日本でも，誤診により体部白癬や足白癬にステロイド外用薬が使用されたり，接触皮膚炎が生じたために抗真菌薬とステロイド外用薬を併用していることもあり，それがテルビナフィン耐性菌を誘導したとすれば，KOH鏡検をして診断確定し，ステロイド外用薬を適切に使用する必要がある．

文　献

1) Singh A, Masih A, Khurana A, et al：High terbinafine resistance in *Trichophyton interdigitale* isolates in Delhi, India harbouring mutations in the squalene epoxidase gene. *Mycoses*, **61**：477-484, 2018.

2) Kakurai M, Harada K, Maeda T, et al：Case of tinea corporis due to terbinafine-resistant *Trichophyton interdigitale*. *J Dermatol*, **47**：e104-e105, 2020.

3) 望月　隆，坪井良治，五十棲　健ほか：日本皮膚科学会皮膚真菌症診療ガイドライン 2019. 日皮会誌，**129**：2639-2673，2019.

4) 加倉井真樹，出光俊郎，梅本尚可ほか：広範囲体部白癬のインド人2例とスリランカ人1例―インド・スリランカ人の体部白癬の特徴について―. 臨皮，**74**：633-639，2020.

5) Demitsu T, Yamada T, Umemoto N, et al：Disseminated dermatophytosis due to *Nannizzia gypsea*(*Microsporum gypseum*)in an elderly patient. *J Dermatol*, **46**：e169-e170, 2019.

6) Upadhyay V, Kumar A, Singh AK, et al：Epidemiological characterization of dermatophytes at a tertiary care hospital in Eastern Uttar Pradesh, India. *Curr Med Mycol*, **5**：1-6, 2019.

7) Yamada T, Maeda M, Alshahni MM, et al：Terbinafine resistance of *Trichophyton* clinical isolates caused by specific point mutations in the squalene epoxidase gene. *Antimicrob Agents Chemother*, **61**：e00115-e00117, 2017.

8) Kimura U, Hiruma M, Kano R, et al：Caution and warning：Arrival of terbinafine-resistant *Trichophyton interdigitale* of the Indian genotype, isolated from extensive dermatophytosis, in Japan. *J Dermatol*, **47**：e192, 2020.

9) Kano R, Mano Y, Furuya N, et al：Discovery of Terbinafine Low Susceptibility *Trichophyton rubrum* strain in Japan. *Mycopathologia*, **183**：623-627, 2018.

10) Das S, De A, Saha R, et al：The Current Indian Epidemic of Dermatophytosis：A Study on Causative Agents and Sensitivity Patterns. *Indian J Dermatol*, **65**：118-122, 2020.

11) Bishnoi A, Vinay K, Dogra S：Emergence of recalcitrant dermatophytosis in India. *Lancet Infect Dis*, **18**：250-251, 2018.

12) Suzuki S, Mano Y, Furuya N, et al：Discovery of Terbinafine Low Susceptibility *Trichophyton rubrum* strain in Japan. *Biocontrol Sci*, **23**：151-154, 2018.

13) Hiruma J, Kitagawa H, Noguchi H, et al：Terbinafine-resistant strain of *Trichophyton interdigitale* strain isolated from a tinea pedis patient. *J Dermatol*, **46**：351-353, 2019.

14) Noguchi H, Matsumoto T, Hiruma M, et al：Tinea Unguium caused by terbinafine-resistant *Trichophyton rubrum* success. *J Dermatol*, **46**：e446-e447, 2019.

15) 坂井翔希，伴　さやか，矢口貴志：千葉大学真菌医学研究センター保存のテルビナフィン耐性を有する *Trichophyton rubrum* および *T. interdigitale* 臨床株の分離および耐性機序の解明. 真菌誌，**61**(Suppl)：84，2020.

全日本病院出版会のホームページに
"きっとみつかる特集コーナー"ができました!!

☺学会売上好評書籍のご案内や関連特集本コーナーで欲しい書籍が見つかりやすくなりました。
☺定期雑誌の最新号や、新刊書籍の情報をすばやくお届けします。
☺検索キーワードの入力でお探しの本がカンタンに見つかる、便利な「検索機能」付きです。
☺雑誌・書籍の目次、各論文のキーポイントも閲覧できます。

click

全日本病院出版会	検索

zenniti.com

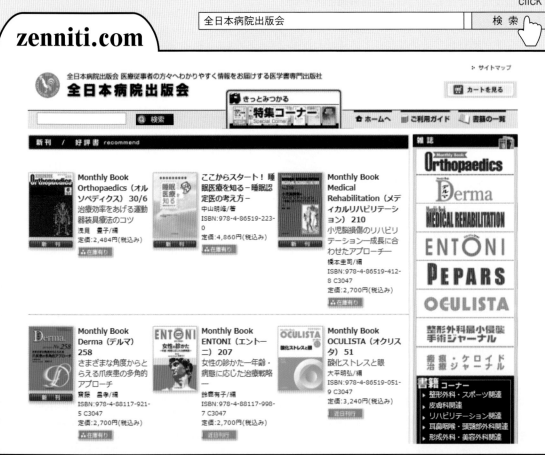

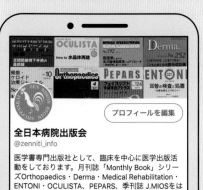

全日本病院出版会　公式 twitter 始めました!

弊社の書籍・雑誌の新刊情報、好評書のご案内を中心に、タイムリーな情報を発信いたします!
全日本病院出版会公式アカウント(**@zenniti_info**)をぜひご覧ください!

 全日本病院出版会　〒113-0033 東京都文京区本郷 3-16-4　Tel:03-5689-5989
www.zenniti.com　Fax:03-5689-8030

MB Derma, **310**：69-75, 2021.

◆特集／白癬を究める
白癬の予防対策

丸山隆児*

Key words：足白癬(Tinea pedis)，感染経路(transmission route)，予防策(precaution)，皮膚糸状菌(dermatophyte)，*Trichophyton rubrum*，*Trichophyton interdigitale*

Abstract 白癬の大部分を占める足白癬について，感染経路とそれに沿った予防策を解説した．① 足白癬患者からは高率に皮膚糸状菌が周囲へ散布されているが，外用抗真菌薬による治療で菌の散布は抑止できる．② 患者から散布された皮膚糸状菌は環境中にしばらく生存し新たな感染源となるが，乾燥状態にあれば1か月程度で急速に死滅していく．ただし湿潤環境では1年以上生存していることもあり，清掃，洗濯，乾燥などの処置が必要である．③ 皮膚糸状菌が散布された環境では，靴下を履いていても足底に菌が付着するのを避けることは難しいが，厚手の靴下や足袋のような目の詰まった繊維でできた履物は，ある程度有効である．④ 足底や趾間に付着した菌は洗浄で容易に除去することができるので，1日の終わりに石鹸で足を洗う習慣が感染予防には最も有効と考えられる．

本邦における白癬の疫学と原因菌種

日本医真菌学会が実施した最新の本邦疫学調査[1]によると，集積された白癬症例5,772例のうち，足白癬が3,314例(57.4%)，爪白癬が1,634例(28.3%)，体部白癬が423例(7.3%)，股部白癬が316例(5.5%)，手白癬が58例(1.0%)，頭部白癬が26例(0.5%)であった．

表1に白癬の病型別原因菌種一覧を示す(近年の菌種名見直しにより，これまで*Trichophyton mentagrophytes*と呼ばれてきたものは*T. interdigitale*に，*Microsporum gypseum*と呼ばれてきたものが*Nannizzia gypsea*に呼称変更されているので注意されたい)．原因菌種を同定することのできた白癬1,268例のうち，*T. rubrum*が884例(69.7%)，*T. interdigitale*が308例(24.3%)と，この2菌種のみで白癬全体の94.0%を占めていた．足白癬の原因菌種は，*T. rubrum*が421/665

例(63.3%：分母は原因菌種が同定できた例数．以下，同)，*T. interdigitale*が228/665例(34.3%)で，両者を合わせると97.6%となり，足白癬では*T. rubrum*，*T. interdigitale*以外の菌種はごくわずかであった．その他の病型における主要な原因菌種は，爪白癬で*T. rubrum*が212/290例(73.1%)，*T. interdigitale*が68/290例(23.4%)，体部白癬で*T. rubrum*が142/188例(75.5%)，*M. canis*が20/188例(10.6%)，*T. interdigitale*が10/188例(5.3%)，*T. tonsurans*が9/188例(4.8%)，*Nannizzia gypsea*が4/188例(2.1%)，股部白癬で*T. rubrum*が88/90例(97.8%)，手白癬で*T. rubrum*が16/19例(84.2%)，*T. interdigitale*が1/19例(5.3%)，頭部白癬で*M. canis*が7/15例(46.7%)，*T. rubrum*が5/15例(33.3%)，*T. tonsurans*が3/15例(20.0%)であった．

白癬の感染経路は，病型(罹患部位)と菌種によって異なった特徴を有する．例えば*T. tonsurans*による頭部白癬であれば，格闘技選手が練習・競技中に相手選手からの直接接触で感染するか，使用している畳やマットを介した間接接触で

* Ryuji MARUYAMA，〒136-0074 東京都江東区東砂7-19-13 ベルコモン南砂301 まるやま皮膚科クリニック，院長

表 1. 日本医真菌学会疫学調査による白癬の病型別原因菌種（文献 1 より引用，一部改変）

病　型	原因菌								計
	T. rubrum	*T. interdigitale*	*M. canis*	*T. tonsurans*	*N. gypsea*	*T. violaceum*	*E. floccosum*	その他	
足白癬	421	228	0	0	0	0	1	15	665
爪白癬	212	68	1	0	0	0	0	9	290
体部白癬	142	10	20	9	4	2	0	1	188
股部白癬	88	0	0	0	1	0	1	0	90
手白癬	16	1	0	0	0	0	0	2	19
頭部白癬	5	0	7	3	0	0	0	0	15
髭毛部白癬	0	1	0	0	0	0	0	0	1
計	884	308	28	12	5	2	2	27	1,268

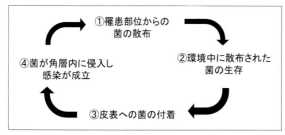

図 1. 足白癬の感染経路

感染する経路が主体となる．また，好獣性の *M. canis* による体部白癬であれば，飼っているイヌ・ネコを抱くなどして直接接触した部位に感染を生ずることが多い．これに対し，本邦でみられる白癬のなかでは，足白癬と趾爪に生ずる爪白癬が圧倒的多数を占め，その原因菌種も好人性の *T. rubrum* と *T. interdigitale* にほぼ限定されている．またこの 2 菌種は，体部白癬，股部白癬，手白癬でも原因の大部分を占めており，先行する足の白癬病巣から感染したと思われる症例が多い．つまるところ，足白癬の感染予防を実施することで，白癬の大部分を予防することが可能になると考えられる．本稿では，白癬のなかでも最も重要な足白癬の感染予防策について解説する．

足白癬の感染経路

前項で述べたとおり，足白癬の原因菌の大部分は好人性菌の *T. rubrum* と *T. interdigitale* である．したがって，その感染経路は，① 足白癬罹患部位から皮膚糸状菌が散布され，② 散布された菌が環境中にしばらく生存していて，③ 直接もしくは環境を介した間接的接触によって皮表に菌が付着し，④ 付着した皮膚糸状菌の角層内侵入によって感染が成立する，という 4 段階に分けて考えることができる（図 1）．

1．足白癬患者からの皮膚糸状菌散布

感染経路の最初の段階である，罹患部位からの皮膚糸状菌の散布について，我々は Foot-press 培養法を用いて検討を加えた．Foot-press 培養とは，243×243×18 mm 大の滅菌シャーレに作成した培地へ，患者足底を直接接触させ，その後ただちに密封して培養を実施する方法である[2]．

実際に未治療の足白癬患者 42 例を対象として Foot-press 培養を実施したところ，30 例（71.4%）から皮膚糸状菌の集落が得られた．得られた集落数は 1～92（平均 11 集落）で，皮膚糸状菌が分離される確率は，爪白癬合併例や角質増殖の顕著な例で高い傾向がみられた．しかし，趾間にごくわずかな鱗屑が存在するだけの患者から大量のコロニーが分離されたり，その反対に足底全体に落屑や角化を示しているような患者でも，まったく皮膚糸状菌が分離されなかったりする例もあった．

また，同一の患者から連続 4 回 Foot-press 培養を実施した検討では，いずれの患者においても 4 回連続してほぼ同程度の数のコロニーが分離された（図 2）．これらの結果より，未治療の足白癬患者は極めて高い確率で周囲の環境中に相当量の皮膚糸状菌を恒常的に散布しているものと推測された．

さらに患者足底から散布された皮膚糸状菌の形

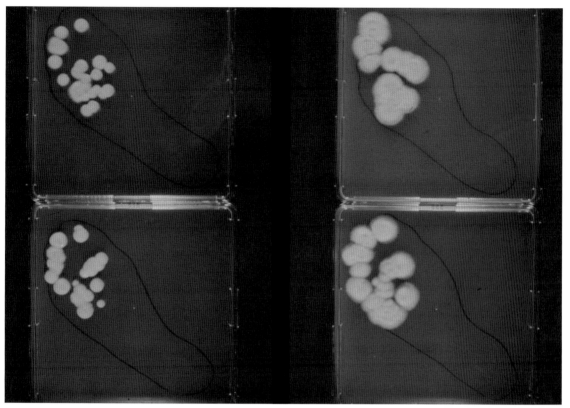

図 2. Foot-press 培養により分離された皮膚糸状菌集落
（同一患者に 4 回連続で Foot-press 培養を実施したもの）

態を観察するため，別の未治療足白癬患者14例で Foot-press を行い，Foot-press 直後に培地を切り出して，培地表面を顕微鏡で観察した．その結果，14例中10例で培地表面に皮膚糸状菌と思われる分生子や小型の菌糸を確認することができた．これらの菌体は，患者から散布された足底の角質に付着した状態のものもあったが，角質と無関係に菌体単独で存在しているものが大部分であった．

2．患者家塵の塵埃中に生存する皮膚糸状菌

1968年，香川は頑癬が集団発生した社員寮の浴室脱衣箱の塵埃から *Epidermophyton floccosum* を分離することに成功した[3]．その後，本邦でも白癬患者が居住する環境の塵埃中に皮膚糸状菌が存在することがいくつかの研究で示されてきた[4]．しかし，塵埃から皮膚糸状菌の培養を試みる場合，塵埃に含まれる細菌や非病原性真菌による培地の汚染が皮膚糸状菌分離の妨げとなり，正しい培養結果を得られないことが多い．山本は，汚染菌による分離成功率の低下に抗する目的で，

それまで広く用いられていたアクチジオン・クロラムフェニコール添加サブローブドウ糖寒天培地にゲンタマイシンと5-フルオロシトシンを加えた新しい培地（5FC培地）を考案した[4]．杉本らは，この5FC培地を用いて足白癬患者家庭から得られた掃除機塵埃中の皮膚糸状菌を検討し，*T. rubrum* による足白癬患者19例中13例（68.4%），*T. mentagrophytes* による足白癬患者21例中17例（81.0%）の家庭塵埃から患者と同一の菌種を分離することに成功した[5]．この結果をみる限り，足白癬患者の家庭内には患者から散布された皮膚糸状菌が極めて高い確率で存在しているものと考えられる．図3に筆者が5FC培地を用いて掃除機塵埃から分離した皮膚糸状菌集落を示す．

3．足底への皮膚糸状菌の付着

加藤は，足白癬患者が利用する施設に裸足で立ち入ると，白癬に罹患していない足底に皮膚糸状菌が高率に付着することを Foot-press 培養によって証明してみせた[6][7]．足底に皮膚糸状菌が付

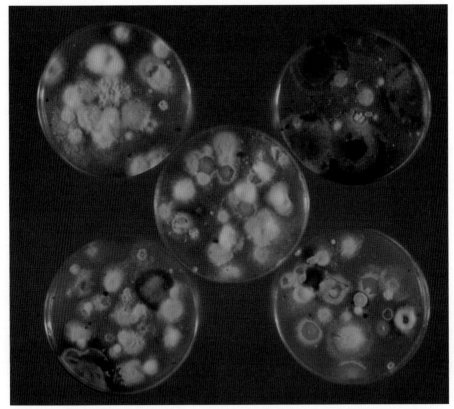

図 3. 足白癬患者家庭の掃除機塵埃から分離された皮膚糸状菌集落

表 2. 足白癬の感染予防策

| ① 患者からの菌散布を抑止する |
| ② 環境中に生存する皮膚糸状菌を除去する |
| ③ 皮表への菌の付着を予防する |
| ④ 付着した菌を感染成立前に除去する |

着することを証明できた具体的な場所としては，足白癬患者家庭内(フローリング，畳，敷き布団，浴室床，足ふきマット，スリッパ)，公衆浴場，スイミングプール，ホテル，旅館，飲食店，病院の待合室と体重計，職員寮などがあり，いずれも足白癬患者が靴を脱いで利用する場所であった．すなわち，足白癬患者が靴を脱いだ状態で立ち入る場所には，ほぼ例外なく皮膚糸状菌が散布されており，その場所を利用する人間の足底にも極めて高い確率で皮膚糸状菌が付着するという事実が明らかとなった．佐野らは，験者の指で皮膚表面を擦過して培養を行い(Finger-sampling 法)，同様の環境では趾間にも皮膚糸状菌が付着することを明らかにしている[8].

足白癬の感染予防

足白癬の感染予防については，感染経路の 4 段階に沿って対策を考えるのが理解しやすい(表2)．すなわち，① 患者からの菌散布を抑止する，② 環境中に生存する皮膚糸状菌を除去する，③ 皮表への菌の付着を予防する，④ 付着した菌を感染成立前に除去する，のそれぞれについて予防策を講ずることが有効であろう．

1. 患者からの菌散布を抑止する

足白癬に抗真菌薬の外用治療を行うと効果の発現までに通常 2〜4 週間を要し，菌学的/臨床的な治癒に至るまでには 1〜数か月以上もかかることが多い．しかし，環境中への菌の散布が治療開始後もそのまま持続しているとは想像しにくい．なぜならば，菌の散布が生ずる罹患部の皮膚表面には，外用抗真菌薬が高濃度で分布し，強力な抗菌効果を発揮しているはずだからである．すなわち，足白癬が治癒に至る以前に，治療を開始した患者からの菌の散布は減少ないし停止している可

表 3. 3つの老人介護施設における足白癬治療前後の塵埃培養結果
（杉本らによる論文未発表データを許可を得て引用）

	治療前	1か月後 （治療終了時）	3か月後	6か月後
塵埃からの 平均分離集落数	16.4	0.1	1.2	1.1

能性が高いと推測できる.

　実際，加藤らの検討によれば，足白癬患者にテルビナフィンクリームの外用治療を実施すると，Foot-press培養による皮膚糸状菌の分離頻度は治療開始から1週間後には25％まで低下し，3週間後には0％となっている[9].

　杉本らは，足白癬患者を治療すると，その患者の家庭から採取した塵埃中の皮膚糸状菌が速やかに減少・消失していくことを報告している[10].　同じく杉本らが実施した老人ホーム3施設における塵埃調査では，これらの施設内に計37名の足白癬患者がおり，塵埃から平均16.4コロニーの集落が分離されていた.　これらの施設で，すべての足白癬患者にテルビナフィンクリームを1か月間だけ外用してもらったところ，治療終了時には塵埃から分離される皮膚糸状菌が平均0.1集落まで減少していた.　この施設では介護者の人手に限界があったため外用治療を1か月で中止してしまったが，治療中止から半年を経過した時点でも塵埃中の皮膚糸状菌は減少したままであった（表3：論文未発表データ）.

　加藤や杉本らの検討結果から推測すると，足白癬に対して適切な外用治療を実施しさえすれば，おおむね1か月以内には環境中への菌の散布がほとんどない状態を達成できると考えられる.　足白癬は治癒までに長期間辛抱強く外用を継続する必要のある疾患であるが，1か月間の治療で菌の散布が著明に減少し，家族内感染を予防できると理解してもらえれば，患者の治療意欲向上が期待できるであろう.

2. 環境中に存在する皮膚糸状菌の除去

　除菌方法を検討する以前に，散布された皮膚糸状菌の生存期間がどのくらいであるかを考えておきたい.　過去の報告では，白癬患者から得られた鱗屑，爪，毛髪などを材料とし，*T. rubrum* は室温で1～6か月程度，*T. mentagrophytes* は同様に1年前後と報告されている[11]～[13].　一方，家庭塵埃を用いた新村による検討では，*T. rubrum* は5か月未満で死滅し，*T. mentagrophytes* も9か月以内に死滅していた[14].　これら過去の報告はいずれも定性的なものであるため，筆者は足白癬患者の家庭塵埃から分離される皮膚糸状菌の集落数を定量的に検討した.　その結果，*T. rubrum*, *T. mentagrophytes* のいずれにおいても，常温常湿度で塵埃を放置した場合，一定量の塵埃から分離される集落数は2～4週間で急激に減少する傾向が認められた.　一方で，常温高湿度の環境下に塵埃を放置した場合には，それぞれの生存期間は6～12か月以上へと著明に延長することも確認された[15].

　入交らは小型のシャーレ培地を被験部に接触させるスタンプ培養法を用いて，環境中に存在する皮膚糸状菌の生存期間について検討を行っている.　スタンプ培養法によって履物の中に散布された *T. mentagrophytes* の生存期間を検討したところ，通常の靴の中の菌量は1～2週間で著明に減少したのに対し，内部が乾燥しにくいゴム長靴の中では3か月以上も菌が生存していた[16].

　先に述べたとおり，杉本らの検討でも足白癬患者を治療すると環境から分離される皮膚糸状菌は速やかに減少しており，環境中に散布された皮膚糸状菌の大部分は1か月ほどの間に急速に死滅していく可能性が高い.　Foot-press後の培地上で観察された皮膚糸状菌は角質とは離れて単独で存在する菌体が多く，こうした菌体の生存期間は，患者から採取した角質や毛の中の菌体よりも相当に短いのではないかと筆者は推測している.　一方，湿潤した環境下では，散布された皮膚糸状菌の生存期間が数か月以上へと大幅に延長することも確認されており，感染対策をするうえで注意が必要と思われる.

それでは，環境中に生存している皮膚糸状菌を積極的に除去するにはどのようにしたらよいのであろうか？　加藤，谷口らは，Foot-press培養を用いて除菌方法について検討を行っている[17)18)]．それによると，フローリングの床では掃除機をかけることである程度菌量を減らすことができたが，畳の床では掃除機による除菌効果は低かった．また，濡れタオルで拭き掃除をすれば，フローリングでも畳でも大幅に菌量を減らすことができた．掃除機や拭き掃除による清掃の難しいバスマットについては，通常の洗濯によって皮膚糸状菌をほとんど除去することができたとしている．バスマットのように湿った物体の上では，散布された皮膚糸状菌も長期間生存している可能性が高いので，定期的な洗濯により除菌をはかることが望ましいであろう．

3．足底への菌の付着：予防と除去

渡辺らは靴下やナイロンストッキングによって足底への菌の付着を予防できるかどうかについて検討している[19)]．その結果，一般的な綿靴下やナイロンストッキングでは，皮膚糸状菌が繊維を通過してしまい，足底への付着を予防する効果はほとんど期待できないことが明らかとなった．一方，厚手の羊毛靴下や目の詰まった足袋のような履物を装着していれば，足底への菌の付着を相当程度予防することも示されている．

渡辺らは足底に付着した皮膚糸状菌を除去する方法についても検討を加え，足をタオルで拭くか石鹸で洗うことで，付着した菌の大部分を容易に除去できるとしている[20)]．

田中らは，足底に菌が付着した状態でテルビナフィンクリームを外用するとFoot-press培養が陰性となること，外用3時間後に足を洗浄して外用薬を除去してしまってから足底に皮膚糸状菌を付着させてもFoot-press培養が陰性になることなどを報告し，付着した菌が外用抗真菌薬で除去できること，および角層に浸透した外用抗真菌薬にも新たに付着した菌を死滅させる効果が期待できることなどを示唆している[21)]．

まとめ

足白癬の感染経路に関する考察とそれに基づく感染予防策について解説した．屋内では靴を履かずに過ごす本邦の生活様式では，家族に足白癬の患者がいると，自宅の床の大部分が皮膚糸状菌で汚染され，常に感染のリスクにさらされることとなってしまう．こうした家族内感染のリスクを避けるには，足白癬に罹患した家族を見逃さず，速やかに適切な抗菌外用治療を実施することが大切である．治療を開始しさえすれば，家庭内で散布された菌は速やかに減少・消失していく．ただし，湿ったバスマットや乾きにくい靴の内部などは積極的に洗浄したり乾燥させたりするなどの方法で除菌する努力も必要である．

他方で家庭外における感染予防を考えた場合，不特定多数の人間が靴を脱いで利用する共用空間において，足に皮膚糸状菌が付着することは避けられない．むしろ，こうした共用空間を利用した場合には，自らの足に皮膚糸状菌が付着したものと割り切って，1日の終わりに両足をくまなく石鹸で洗浄することにより，感染の成立を阻止できるであろう．

ここに述べた内容は，東京医科歯科大学皮膚科学教室の真菌班が，加藤講師の指導のもとに行った一連の研究に基づくものである．加藤が研究の第一線から退いて以来，足白癬の感染経路に関する研究も途絶してしまい，国内外を見渡しても新たな知見に乏しい．とはいえ，足白癬は世界中でいまだ多数の患者が存在し，爪白癬をはじめ他の白癬病型の原因ともなる重要な疾患であることに変わりはなく，今後検討を要する課題も決して少なくはない．1つ例を挙げれば，イスラエルのAmichiaiらは，足白癬患者が着用した靴下から洗濯後もT. rubrumが培養されることを報告しており[22)]，谷口らがバスマットで検討したものとはいささか異なる結果となっている．研究の方法が変われば，筆者が現時点で想定している感染予防策も，今後変更を余儀なくされる点が少なからず

存在するであろう．地道な研究を厭わぬ若い皮膚
科医の出現に期待して本稿を終えることとする．

文　献

1) Shimoyama H, Sei Y：2016 Epidemiological survey of dermatomycoses in Japan. *Med Mycol J*, **60**：75-82, 2019.
2) Maruyama R, Katoh T, Nishioka K：Demonstration of dermatophyte dissemination from the infected soles using the foot-press method. *Mycoses*, **41**：145-151, 1998.
3) 香川三郎：某電気会社独身寮にみられた頑癬の集団発生について．日皮会誌, **78**：559, 1968.
4) 山本　泉：家庭塵埃からの白癬菌の分離—特に *M. canis* 感染症を中心として—．日皮会誌, **95**：1447-1451, 1985.
5) Sugimoto R, Katoh T, Nishioka K：Isolation of dermatophytes from house dust on a medium containing gentamicin and flucytosine. *Mycoses*, **38**：405-410, 1995.
6) 加藤卓朗：白癬の感染経路．皮膚病診療, **22**：608-613, 2000.
7) 加藤卓朗：【白癬—その診断から治療まで—】環境中の白癬菌．*MB Derma*, **37**：9-14, 2000.
8) Sano T, Katoh T, Nishioka K：Culturing dermatophytes rapidly from each toe web by fingertip. *J Dermatol*, **32**：102-107, 2005.
9) 加藤卓朗, 丸山隆児, 西岡　清：Foot-press 培養法を用いた足白癬患者の治療後の菌散布状況の検討—1％テルビナフィンクリーム外用の効果．真菌誌, **36**：229-234, 1995.
10) 杉本理恵, 加藤卓朗, 西岡　清：家塵からの白癬菌分離によって家庭内複数感染が判明した3家庭例．真菌誌, **36**：291-295, 1995.
11) Dvořák J, Hubálek Z, Otcenásek M：Survival of dermatophytes in human skin scales. *Arch Dermatol*, **98**：540-542, 1969.
12) Rosenthal SA, Vanbreuseghem R：Viability of dermatophytes in epilated hairs. *Arch Dermatol*, **85**：103-105, 1962.
13) Knudsen EA：The survival of dermatophytes from tape strippings of skin. *Sabouraudia*, **18**：145-148, 1980.
14) 新村陽子：白癬患者および家塵からの皮膚糸状菌の分離．真菌と真菌症, **26**：74-80, 1985.
15) 丸山隆児, 加藤卓朗, 西岡　清：塵埃中に存在する皮膚糸状菌の生存期間．日皮会誌, **112**：144-145, 2002.
16) 入交純也, 加藤卓朗, 谷口裕子ほか：スタンプ法を用いた白癬菌の分離—白癬菌の生存期間の実験的検討．真菌誌, **44**(Suppl 1)：98, 2003.
17) 加藤卓朗, 谷口裕子, 西岡　清：患者家庭における足底への皮膚糸状菌の付着状況—除菌法の検討を含めて．日皮会誌, **109**：2137-2140, 1999.
18) 谷口裕子, 渡邊京子, 丸山隆児ほか：足白癬患者からバスマットに散布された皮膚糸状菌の除菌方法の検討．日皮会誌, **110**：1289-1293, 2000.
19) 渡辺京子, 谷口裕子, 西岡　清ほか：皮膚糸状菌の足底への付着に対する靴下の予防効果の検討．真菌誌, **41**：183-186, 2007.
20) Watanabe K, Taniguchi H, Katoh T：Adhesion of dermatophytes to healthy feet and its simple treatment. *Mycoses*, **43**：45-50, 2000.
21) 田中公美, 加藤卓朗, 入交純也ほか：環境中の白癬菌の付着, 発病に対する外用抗真菌剤の予防効果．日皮会誌, **114**：1651-1654, 2004.
22) Amichiai B, Grunwald MH, Davidovici B, et al：The effect of domestic laundry processes on fungal contamination of socks. *Int J Dermatol*, **52**：1392-1394, 2013.

2019-2021
全国の認定医学書専門店一覧

北海道・東北地区

北海道	東京堂書店・北24条店
	昭和書房
宮 城	アイエ書店
秋 田	西村書店・秋田支店
山 形	髙陽堂書店

関東地区

栃 木	廣川書店・獨協医科大学店
	廣川書店・外商部
	大学書房・獨協医科大学店
	大学書房・自治医科大学店
群 馬	廣川書店・高崎店
	廣川書店・前橋店
埼 玉	文光堂書店・埼玉医科大学店
	大学書房・大宮店
千 葉	志学書店
東 京	文光堂書店・本郷店
	文光堂書店・外商部
	文光堂書店・日本医科大学店
	医学堂書店
	稲垣書店
	文進堂書店
	帝京ブックセンター（文進堂書店）
	文光堂書店・板橋日大店
	文光堂書店・杏林大学医学部店
神奈川	鈴文堂

東海・甲信越地区

山 梨	明倫堂書店・甲府店
長 野	明倫堂書店
新 潟	考古堂書店
	考古堂書店・新潟大学医歯学総合病院店
	西村書店
静 岡	ガリバー・浜松店
愛 知	大竹書店
	ガリバー・名古屋営業所
三 重	ワニコ書店

近畿地区

京 都	神陵文庫・京都営業所
	ガリバー・京都店
	辻井書院
大 阪	神陵文庫・大阪支店
	神陵文庫・大阪サービスセンター
	辻井書院・大阪歯科大学天満橋病院売店
	関西医書
	神陵文庫・大阪大学医学部病院店
	神陵文庫・大阪医科大学店
	ワニコ書店
	辻井書院・大阪歯科大学楠葉学舎売店
	神陵文庫・大阪府立大学羽曳野キャンパス店
兵 庫	神陵文庫・本社
奈 良	奈良栗田書店・奈良県立医科大学店
	奈良栗田書店・外商部
和歌山	神陵文庫・和歌山営業所

中国・四国地区

島 根	島根井上書店
岡 山	泰山堂書店・鹿田本店
	神陵文庫・岡山営業所
	泰山堂書店・川崎医科大学店
広 島	井上書店
	神陵文庫・広島営業所
山 口	井上書店
徳 島	久米書店
	久米書店・医大前店

九州・沖縄地区

福 岡	九州神陵文庫・本社
	九州神陵文庫・福岡大学医学部店
	井上書店・小倉店
	九州神陵文庫・九州歯科大学店
	九州神陵文庫・久留米大学医学部店
熊 本	金龍堂・本荘店（外商）
	金龍堂・まるぶん店
	九州神陵文庫・熊本出張所（外商）
	九州神陵文庫・熊本大学医学部病院店
大 分	九州神陵文庫・大分営業所
	九州神陵文庫・大分大学医学部店
宮 崎	田中図書販売（外商）
	メディカル田中
鹿児島	九州神陵文庫・鹿児島営業所

＊医学書専門店の全店舗（本・支店, 営業所, 外商部）が認定店です。各書店へのアクセスは本協会ホームページから可能です。

2020.10作成

日本医書出版協会では上記書店を医学書の専門店として認定しております。本協会認定証のある書店では, 医学・看護書に関する専門的知識をもった経験豊かな係員が皆様のご購入に際して, ご相談やお問い合わせに応えさせていただきます。
また正確で新しい情報を常にキャッチし, 見やすい商品構成などにも心がけて皆様をお迎えいたします。医学書・看護書をご購入の際は, お気軽に, 安心して認定店をご利用賜りますようご案内申し上げます。

JMPA Japan medical publishers association

一般社団法人
日本医書出版協会

https://www.medbooks.or.jp

〒113-0033
東京都文京区本郷5-1-13 KSビル7F
TEL (03)3818-0160　　FAX (03)3818-0159

第 23 回日本褥瘡学会学術集会

日　　　時：2021 年 9 月 10 日(金)〜11 日(土)

会　　　長：安部　正敏(医療法人社団廣仁会 札幌皮膚科クリニック)

開催形式：WEB 開催　※ライブ配信(一部のセッション) + 後日オンデマンド配信あり

テ ー マ：褥瘡を学ぶ新しいかたち 〜仮想空間のふれあいが未来をひらく〜

問い合わせ：第 23 回日本褥瘡学会学術集会　運営事務局

　　　　　　株式会社春恒社　コンベンション事業部

　　　　　　〒 169-0072　東京都新宿区大久保 2-4-12

　　　　　　新宿ラムダックスビル

　　　　　　TEL：03-3204-0401　FAX：03-5291-2176

　　　　　　E-mail：jspu23@c.shunkosha.com

詳細はホームページをご覧ください。

https://www.jspu23.jp/

FAX による注文・住所変更届け

改定：2015年1月

毎度ご購読いただきましてありがとうございます。

読者の皆様方に小社の本をより確実にお届けさせていただくために，FAX でのご注文・住所変更届けを受けつけております。この機会に是非ご利用ください。

◇ご利用方法

FAX 専用注文書・住所変更届けは，そのまま切り離して FAX 用紙としてご利用ください。また，注文の場合手続き終了後，ご購入商品と郵便振替用紙を同封してお送りいたします。**代金が 5,000 円をこえる場合，代金引換便とさせて頂きます。**その他，申し込み・変更届けの方法は電話，郵便はがきも同様です。

◇代金引換について

本の代金が 5,000 円をこえる場合，代金引換とさせて頂きます。配達員が商品をお届けした際に，現金またはクレジットカード・デビットカードにて代金を配達員にお支払い下さい(本の代金＋消費税＋送料)。(※年間定期購読と同時に 5,000 円をこえるご注文を頂いた場合は代金引換とはなりません。郵便振替用紙を同封して発送いたします。代金後払いという形になります。送料は定期購読を含むご注文の場合は頂きません)

◇年間定期購読のお申し込みについて

年間定期購読は，1 年分を前金で頂いておりますため，代金引換とはなりません。郵便振替用紙を本と同封または別送いたします。送料無料，また何月号からでもお申込み頂けます。

毎年末，次年度定期購読のご案内をお送りいたしますので，定期購読更新のお手間が非常に少なく済みます。

◇住所変更届けについて

年間購読をお申し込みされております方は，その期間中お届け先が変更します際，必ずご連絡下さいますようよろしくお願い致します。

◇取消，変更について

取消，変更につきましては，お早めに FAX，お電話でお知らせ下さい。

返品は，原則として受けつけておりませんが，返品の場合の郵送料はお客様負担とさせていただきます。その際は必ず小社へご連絡ください。

◇ご送本について

ご送本につきましては，ご注文がありましてから約 1 週間前後とみていただきたいと思います。お急ぎの方は，ご注文の際にその旨をご記入ください。至急送らせていただきます。2〜3 日でお手元に届くように手配いたします。

◇個人情報の利用目的

お客様から収集させていただいた個人情報，ご注文情報は本サービスを提供する目的(本の発送，ご注文内容の確認，問い合わせに対しての回答等)以外には利用することはございません。

その他，ご不明な点は小社までご連絡ください。

株式会社 全日本病院出版会

〒113-0033 東京都文京区本郷 3-16-4-7 F
電話 03(5689)5989　FAX03(5689)8030　郵便振替口座 00160-9-58753

FAX 専用注文用紙 | 5,000 円以上代金引換 | <small>(皮 '21.6)</small>

	Derma 年間定期購読申し込み（送料弊社負担）
	□ 2021 年＿月～12 月　　□ 2020 年 1 月～12 月（定価 41,690 円）

□ Derma バックナンバー申し込み <small>（号数と冊数をご記入ください）</small>							
No.	/	冊	No.	/	冊	No.	/	冊

<small>Monthly Book Derma. 創刊 20 周年記念書籍</small>
□ そこが知りたい 達人が伝授する日常皮膚診療の極意と裏ワザ（定価 13,200 円）　　冊

<small>Monthly Book Derma. 創刊 15 周年記念書籍</small>
□ 匠に学ぶ皮膚科外用療法―古きを生かす，最新を使う―（定価 7,150 円）　　冊

<small>Monthly Book Derma. No. 307（'21.4 月増刊号）</small>
□ 日常診療にこの 1 冊！皮膚アレルギー診療のすべて（定価 6,380 円）　　冊

<small>Monthly Book Derma. No. 300（'20.9 月増大号）</small>
□ 皮膚科医必携！外用療法・外用指導のポイント（定価 5,500 円）　　冊

<small>Monthly Book Derma. No. 294（'20.4 月増刊号）</small>
□ "顔の赤み" 鑑別・治療アトラス（定価 6,380 円）　　冊

<small>Monthly Book Derma. No. 288（'19.10 月増大号）</small>
□ 実践！皮膚外科小手術・皮弁術アトラス（定価 5,280 円）　　冊

<small>Monthly Book Derma. No. 281（'19.4 月増刊号）</small>
□ これで鑑別は OK！ ダーモスコピー診断アトラス（定価 6,160 円）　　冊

	PEPARS 年間定期購読申し込み（送料弊社負担）
	□ 2021 年＿月～12 月　　□ 2020 年 1 月～12 月（定価 42,020 円）

□ PEPARS バックナンバー申し込み <small>（号数と冊数をご記入ください）</small>							
No.	/	冊	No.	/	冊	No.	/	冊

<small>PEPARS No. 147（'19.3 月増大号）</small>
□ 美容医療の安全管理とトラブルシューティング（定価 5,720 円）　　冊

□ カラーアトラス 爪の診療実践ガイド 改訂第 2 版（定価 7,920 円）　　冊

□ イチからはじめる美容医療機器の理論と実践 改訂第 2 版（定価 7,150 円）　　冊

□ 臨床実習で役立つ 形成外科診療・救急外科処置ビギナーズマニュアル（定価 7,150 円）　　冊

□ 足爪治療マスター BOOK（定価 6,600 円）　　冊

□ 日本美容外科学会会報 2020 Vol.42 特別号 美容医療診療指針（定価 2,750 円）　　冊

□ 図解 こどものあざとできもの―診断力を身につける―　　冊

□ Kampo Medicine 経方理論への第一歩（定価 3,300 円）　　冊

□ 美容外科手術―合併症と対策―（定価 22,000 円）　　冊

□ 足育学 外来でみるフットケア・フットヘルスウェア（定価 7,700 円）　　冊

□ 実践アトラス 美容外科注入治療 改訂第 2 版（定価 9,900 円）　　冊

□ Non-Surgical 美容医療超実践講座（定価 15,400 円）　　冊

□ スキルアップ！ニキビ治療実践マニュアル（定価 5,720 円）　　冊

<small>その他（雑誌名/号数，書名と冊数をご記入ください）</small>
□

お名前	フリガナ		診療科
		要捺印	

ご送付先	〒　　　―

TEL：	（　　　　）	FAX：	（　　　　）

FAX 03-5689-8030 全日本病院出版会行

年　月　日

住 所 変 更 届 け

お名前	フリガナ	
お客様番号		毎回お送りしています封筒のお名前の右上に印字されております8ケタの番号をご記入下さい。
新お届け先	〒　　　　都道 　　　　　府県	
新電話番号	（　　　　）	
変更日付	年　　月　　日より	月号より
旧お届け先	〒	

※ 年間購読を注文されております雑誌・書籍名に✓を付けて下さい。

☐ Monthly Book Orthopaedics （月刊誌）
☐ Monthly Book Derma. （月刊誌）
☐ 整形外科最小侵襲手術ジャーナル （季刊誌）
☐ Monthly Book Medical Rehabilitation （月刊誌）
☐ Monthly Book ENTONI （月刊誌）
☐ PEPARS （月刊誌）
☐ Monthly Book OCULISTA （月刊誌）

FAX 03-5689-8030

全日本病院出版会行

バックナンバー 一覧

Monthly Book

Derma.
デルマ

────── 2021 年度　年間購読料　42,130 円 ──────
通常号 2,750 円（本体価格 2,500 円＋税）× 11 冊
増大号 5,500 円（本体価格 5,000 円＋税）× 1 冊
増刊号 6,380 円（本体価格 5,800 円＋税）× 1 冊

※各号定価：本体 2,500 円＋税（増刊・増大号は除く）

※ 2016 年以前のバックナンバーにつきましては，弊社ホームページ（https://www.zenniti.com）をご覧ください.

━━━━ 次号予告(7月号) ━━━━

皮膚科処置基本の「キ」

編集企画／聖マリアンナ医科大学教授　門野　岳史

局所麻酔のコツ…………………………村上　佳恵ほか
切除マージンの取り方…………………石井　貴之
切開，縫合………………………………尾松　淳ほか
凍結療法…………………………………菅　裕司
軟膏処置…………………………………端本　宇志ほか
粉瘤に対する処置………………………是枝　哲
爪疾患に対する処置……………………齋藤　昌孝
疣贅，鶏眼に対する処置………………清水　晶
熱傷に対する処置………………………菅　崇暢
褥瘡，潰瘍に対する処置………………伏間江貴之

編集主幹：照井　正　日本大学教授
　　　　　大山　学　杏林大学教授

No. 310　編集企画：
原田和俊　東京医科大学教授

Monthly Book Derma.　No. 310

2021 年 6 月 15 日発行(毎月 15 日発行)
定価は表紙に表示してあります.
Printed in Japan

発行者　　末　定　広　光
発行所　　株式会社　全日本病院出版会
〒 113-0033　東京都文京区本郷 3 丁目 16 番 4 号 7 階
　　　　　　電話　(03)5689-5989　Fax　(03)5689-8030
　　　　　　郵便振替口座 00160-9-58753
印刷・製本　三報社印刷株式会社　　　電話　(03)3637-0005
広告取扱店　㈱メディカルブレーン　　電話　(03)3814-5980

© ZEN・NIHONBYOIN・SHUPPANKAI, 2021

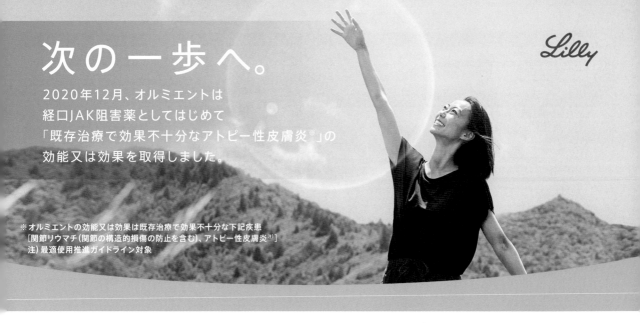

次の一歩へ。

2020年12月、オルミエントは
経口JAK阻害薬としてはじめて
「既存治療で効果不十分なアトピー性皮膚炎※」の
効能又は効果を取得しました。

Lilly

※オルミエントの効能又は効果は既存治療で効果不十分な下記疾患
[関節リウマチ(関節の構造的損傷の防止を含む)、アトピー性皮膚炎注)]
注)最適使用推進ガイドライン対象

ヤヌスキナーゼ(JAK)阻害剤　　薬価基準収載

オルミエント®錠 4mg 2mg

適応追加

olumiant®(baricitinib) tablets　バリシチニブ錠

劇薬・処方箋医薬品　注意－医師等の処方箋により使用すること

---

1. 警告
〈効能共通〉
1.1 本剤投与により、結核、肺炎、敗血症、ウイルス感染等による重篤な感染症の新たな発現もしくは悪化等が報告されており、本剤との関連性は明らかではないが、悪性腫瘍の発現も報告されている。本剤が疾病を完治させる薬剤でないことも含め、これらの情報を患者に十分説明し、患者が理解したことを確認した上で、治療上の有益性が危険性を上回ると判断される場合にのみ投与すること。
　また、本剤投与により重篤な副作用が発現し、致死的な経過をたどった症例が報告されているので、緊急時の対応が十分可能な医療施設及び医師が使用すること。また、本剤投与後に有害事象が発現した場合には、主治医に連絡するよう患者に注意を与えること。[1.2.1、1.2.2、2.2、2.3、8.1、8.2、9.1.1-9.1.3、11.1.1、15.1.1、15.1.2参照]
1.2 感染症
1.2.1 重篤な感染症
　　敗血症、肺炎、真菌感染症を含む日和見感染症等の致死的な感染症が報告されているため、十分な観察を行うなど感染症の発現に注意すること。[1.1、2.2、8.1、9.1.1、9.1.3、11.1.1、15.1.1参照]
1.2.2 結核
　　播種性結核(粟粒結核)及び肺外結核(脊椎、リンパ節等)を含む結核が報告されている。結核の既感染者では症状の顕在化及び悪化のおそれがあるため、本剤投与に先立って結核に関する十分な問診及び胸部X線検査に加え、インターフェロンγ遊離試験又はツベルクリン反応検査を行い、適宜胸部CT検査等を行うことにより、結核感染の有無を確認すること。結核の既往歴を有する患者及び結核の感染が疑われる患者には、結核等の感染症について診療経験を有する医師と連携の下、原則として本剤投与前に適切な抗結核薬を投与すること。ツベルクリン反応検査等の検査が陰性の患者において、投与後活動性結核が認められた例も報告されている。[1.1、2.3、8.2、9.1.2、11.1.1参照]
1.3 本剤についての十分な知識と適応疾患の治療の知識・経験をもつ医師が使用すること。
〈関節リウマチ〉
1.4 本剤の治療を行う前に、少なくとも1剤の抗リウマチ薬等の使用を十分勘案すること。

---

2. 禁忌(次の患者には投与しないこと)
2.1 本剤の成分に対し過敏症の既往歴のある患者
2.2 重篤な感染症(敗血症等)の患者[症状が悪化するおそれがある。][1.1、1.2.1、8.1、9.1.1、9.1.3、11.1.1、15.1.1参照]
2.3 活動性結核の患者[症状が悪化するおそれがある。][1.1、1.2.2、8.2、9.1.2、11.1.1参照]
2.4 重度の腎機能障害を有する患者[7.2、9.2.1、16.6.1参照]
2.5 好中球数が500/mm³未満の患者[8.3、9.1.9、11.1.3参照]
2.6 リンパ球数が500/mm³未満の患者[8.3、9.1.10、11.1.3参照]
2.7 ヘモグロビン値が8g/dL未満の患者[8.3、9.1.11、11.1.3参照]
2.8 妊婦又は妊娠している可能性のある女性[9.5参照]

4. 効能又は効果

既存治療で効果不十分な下記疾患
〇関節リウマチ(関節の構造的損傷の防止を含む)
〇アトピー性皮膚炎注)
注)最適使用推進ガイドライン対象

5. 効能又は効果に関連する注意

〈関節リウマチ〉
5.1 過去の治療において、メトトレキサートをはじめとする少なくとも1剤の抗リウマチ薬等による適切な治療を行っても、疾患に起因する明らかな症状が残る場合に投与すること。
〈アトピー性皮膚炎〉
5.2 ステロイド外用剤やタクロリムス外用剤等の抗炎症外用剤による適切な治療を一定期間施行しても、十分な効果が得られず、強い炎症を伴う皮疹が広範囲に及ぶ場合に用いること。[17.1.6-17.1.8参照]
5.3 原則として、本剤投与時にはアトピー性皮膚炎の病変部位の状態に応じて抗炎症外用剤を併用すること。
5.4 本剤投与時も保湿外用剤を継続使用すること。

6. 用法及び用量

通常、成人にはバリシチニブとして4mgを1日1回経口投与する。なお、患者の状態に応じて2mgに減量すること。

7. 用法及び用量に関連する注意

〈効能共通〉
7.1 本剤4mg 1日1回投与で治療効果が認められた際には、本剤2mg 1日1回投与への減量を検討すること。[17.1.3-17.1.8参照]
7.2 中等度の腎機能障害のある患者には、2mgを1日1回経口投与する。[2.4、9.2.1-9.2.3、16.6.1参照]

腎機能障害の程度	推算糸球体ろ過量 (eGFR:mL/分/1.73m²)	投与量
正常又は軽度	eGFR≧60	4mgを1日1回投与
中等度	30≦eGFR<60	2mgを1日1回投与
重度	eGFR<30	投与しない

7.3 プロベネシドとの併用時には本剤を2mg 1日1回に減量するなど用量に注意すること。[10.2、16.7.1参照]
〈関節リウマチ〉
7.4 免疫抑制作用が増強されると感染症のリスクが増加することが予想されるので、本剤と抗リウマチ生物製剤や他の経口ヤヌスキナーゼ(JAK)阻害剤との併用はしないこと。本剤とこれらの薬剤との併用経験はない。
〈アトピー性皮膚炎〉
7.5 免疫抑制作用が増強されると感染症のリスクが増加することが予想されるので、本剤と免疫調整生物製剤、他の経口JAK阻害剤、シクロスポリン等の強力な免疫抑制剤との併用はしないこと。本剤とこれらの薬剤との併用経験はない。
7.6 本剤による治療反応は、通常投与開始から8週までには得られる。8週までに治療反応が得られない場合は、投与中止を考慮すること。

8. 重要な基本的注意

〈効能共通〉
8.1 本剤は、免疫反応に関与するJAKファミリーを阻害するので、感染症に対する宿主免疫能に影響を及ぼす可能性がある。本剤の投与に際しては十分な観察を行い、感染症の発現や増悪に注意すること。また、患者に対し、発熱、倦怠感等があらわれた場合には、速やかに主治医に相談するよう指導すること。[1.1、1.2.1、2.2、9.1.1、9.1.3参照]
8.2 本剤投与に先立って結核に関する十分な問診及び胸部X線検査に加え、インターフェロンγ遊離試験又はツベルクリン反応検査を行い、適宜胸部CT検査等を行うことにより、結核感染の有無を確認すること。本剤投与中は胸部X線検査等の適切な検査を定期的に行うなど結核の発現には十分に注意すること。患者に対し、結核を疑う症状が発現した場合(持続する咳、発熱等)には速やかに主治医に連絡するよう説明すること。[1.1、1.2.2、2.3、9.1.2参照]
8.3 好中球減少、リンパ球減少及びヘモグロビン減少があらわれることがあるので、本剤投与開始後は定期的に好中球数、リンパ球数及びヘモグロビン値を確認すること。[2.5-2.7、9.1.9-9.1.11、11.1.3参照]
8.4 ヘルペスウイルスを含むウイルスの再活性化(帯状疱疹等)が報告されている。また、日本人関節リウマチ患者で認められた重篤な感染症のうち多くが重篤な帯状疱疹であったこと、播種性帯状疱疹も認められていることから、ヘルペスウイルス等の再活性化の徴候や症状の発現に注意すること。徴候や症状が発現した場合には速やかに受診するよう説明し、本剤の投与を中断し速やかに適切な処置を行うこと。また、ヘルペスウイルス以外のウイルスの再活性化にも注意すること。[11.1.1参照]
8.5 抗リウマチ生物製剤によるB型肝炎ウイルスの再活性化が報告されているので、本剤投与に先立って、B型肝炎ウイルス感染の有無を確認すること。[9.1.7参照]
8.6 感染症発現のリスクを否定できないので、本剤投与中の生ワクチン接種は行わないこと。
8.7 総コレステロール、LDLコレステロール、HDLコレステロール及びトリグリセリドの上昇等の脂質検査値異常があらわれることがある。本剤投与開始後は定期的に脂質検査値を確認すること。臨床上必要と認められた場合には、脂質異常症治療薬の投与等の適切な処置を考慮すること。
8.8 トランスアミナーゼ値の上昇があらわれることがあるので、本剤投与中は、観察を十分に行うこと。トランスアミナーゼ値が基準値上限の5～10倍以上に上昇した症例も稀ながら認められている。[9.3、11.1.4参照]
8.9 悪性リンパ腫、固形癌等の悪性腫瘍の発現が報告されている。本剤との因果関係は明らかではないが、悪性腫瘍の発現には注意すること。[15.1.2参照]
〈アトピー性皮膚炎〉
8.10 本剤が疾病を完治させる薬剤でなく、本剤投与中も保湿外用剤等を併用する必要があることを患者に対して説明し、患者が理解したことを確認したうえで投与すること。
8.11 本剤は免疫抑制作用を有することから、皮膚バリア機能が低下しているアトピー性皮膚炎患者への投与に際しては十分な観察を行い、皮膚感染症の発現に注意すること。アトピー性皮膚炎患者を対象とした臨床試験において重篤な皮膚感染症が報告されている。

9. 特定の背景を有する患者に関する注意

9.1 合併症・既往歴等のある患者
9.1.1 感染症(重篤な感染症を除く)の患者又は感染症が疑われる患者 [1.1、1.2.1、2.2、8.1、11.1.1参照]
9.1.2 結核の既感染者(特に結核の既往歴のある患者及び胸部レントゲン上結核治癒所見のある患者)又は結核感染が疑われる患者 (1) 結核の既感染者では、結核を活動化させるおそれがある。(2) 結核の既往歴を有する場合及び結核感染が疑われる場合には、結核の診療経験がある医師に相談すること。以下のいずれかの患者には、原則として本剤投与前に適切な抗結核薬を投与すること。[1.1、1.2.1、1.2.2、2.3、8.2、11.1.1参照]・胸部画像検査で陳旧性結核に合致すると推定される陰影を有する患者 ・結核の治療歴(肺外結核を含む)を有する患者 ・インターフェロンγ遊離試験又はツベルクリン反応検査での検査陽性が強く疑われる患者 ・結核患者との濃厚接触歴を有する患者
9.1.3 易感染性の状態にある患者 感染症を発現するリスクが高い。[1.1、1.2.1、2.2、8.1、11.1.1参照]
9.1.4 腸管憩室のある患者 消化管穿孔があらわれるおそれがある。[11.1.2参照]
9.1.5 間質性肺炎の既往歴のある患者 定期的に問診を行うなど、注意すること。間質性肺炎が発現するおそれがある。[11.1.5参照]
9.1.6 静脈血栓塞栓症のリスクを有する患者 [11.1.6参照]
9.1.7 B型肝炎ウイルスキャリアの患者又は既往感染者(HBs抗原陰性、かつHBc抗体又はHBs抗体陽性) 肝機能検査値やHBV DNAのモニタリングを行うなど、B型肝炎ウイルスの再活性化の徴候や症状の発現に注意すること。抗リウマチ生物製剤を投与されたB型肝炎ウイルスキャリアの患者又は既往感染者において、B型肝炎ウイルスの再活性化が報告されている。なお、活動性B型肝炎の患者は臨床試験では除外されている。[8.5参照]
9.1.8 C型肝炎患者 臨床試験では除外されている。
9.1.9 好中球減少(好中球数500/mm³未満を除く)のある患者 好中球数が低い患者(1000/mm³未満)については、本剤の投与を開始しないことが望ましい。好中球減少が更に悪化するおそれがある。[2.5、8.3参照]
9.1.10 リンパ球減少(リンパ球数500/mm³未満を除く)のある患者 リンパ球減少が更に悪化するおそれがある。[2.6、8.3参照]
9.1.11 ヘモグロビン値減少(ヘモグロビン値8g/dL未満を除く)のある患者 ヘモグロビン減少が更に悪化するおそれがある。[2.7、8.3参照]

10. 相互作用

10.2 併用注意(併用に注意すること) プロベネシド[7.3、16.7.1参照]

11. 副作用

次の副作用があらわれることがあるので、観察を十分に行い、異常が認められた場合には投与を中止するなど適切な処置を行うこと。
11.1 重大な副作用
11.1.1 感染症 帯状疱疹(3.2%)、肺炎(0.8%)、ニューモシスティス肺炎(0.1%未満)、敗血症(0.1%未満)、結核(0.1%未満)等の重篤な感染症(日和見感染症を含む)があらわれ、致死的な経過をたどることがある。本剤投与中に重篤な感染症を発現した場合は、感染症がコントロールできるようになるまでは投与を中止すること。
11.1.2 消化管穿孔(0.1%未満) 異常が認められた場合には投与を中止するとともに、腹部X線、CT等の検査を実施するなど十分に観察し、適切な処置を行うこと。[9.1.4参照]
11.1.3 好中球減少(0.8%)、リンパ球減少(1.3%)、ヘモグロビン減少(0.1%) 好中球数:本剤投与開始後、継続して500～1000/mm³である場合は、1000/mm³を超えるまでは本剤の投与を中断すること。リンパ球数:本剤投与開始後、500/mm³未満になった場合には、500/mm³以上となるまで本剤の投与を中止すること。ヘモグロビン値:本剤投与開始後、8g/dL未満になった場合には、正常化するまで本剤の投与を中止すること。[2.5-2.7、8.3参照]
11.1.4 肝機能障害、黄疸 AST(0.9%)、ALT(1.1%)の上昇等を伴う肝機能障害、黄疸(頻度不明)があらわれることがある。[8.8参照]
11.1.5 間質性肺炎(0.1%未満)
発熱、咳嗽、呼吸困難等の呼吸器症状に十分に注意し、異常が認められた場合には、速やかに胸部X線検査、胸部CT検査及び血液ガス検査等を実施し、本剤の投与を中止するとともにニューモシスティス肺炎との鑑別診断(β-Dグルカンの測定等)を考慮に入れ適切な処置を行うこと。[9.1.5参照]
11.1.6 静脈血栓塞栓症(0.3%) 肺塞栓症及び深部静脈血栓症があらわれることがある。[9.1.6参照]
11.2 その他の副作用 主な副作用(発現頻度1%以上)は、上気道感染、LDLコレステロール上昇、悪心、腹痛、単純ヘルペス、尿路感染、頭痛、ALT上昇、AST上昇、血小板増加症、トリグリセリド上昇、CK上昇

21. 承認条件

21.1 医薬品リスク管理計画を策定の上、適切に実施すること。
〈関節リウマチ〉
21.2 製造販売後、一定数の症例に係るデータが蓄積されるまでの間は、全症例を対象に使用成績調査を実施することにより、本剤の安全性及び有効性に関するデータを早期に収集し、本剤の適正使用に必要な措置を講じること。

その他の使用上の注意については添付文書をご参照ください。

＊添付文書:2020年12月改訂(第3版、効能変更)

Lilly Answers リリーアンサーズ
日本イーライリリー医薬情報問合せ窓口
0120-360-605※1 (医療関係者向け)
受付時間 月曜日～金曜日 8:45～17:30※2
※1 通話料は無料です。携帯電話、PHSからもご利用いただけます
※2 祝祭日及び当社休日を除きます
www.lillymedical.jp

製造販売元〈文献請求先及び問い合わせ先〉
日本イーライリリー株式会社
〒651-0086 神戸市中央区磯上通5丁目1番28号

PP-BA-JP-2372
2020年12月作成